LA VOZ DEL MÉDICO

LA VOZ DEL MÉDICO

"Un libro imprescindible para todo médico y profesionales de la salud."

TONY J. SELIMI, *autor premiado, conferencista y coach especializado en comportamiento humano*

LA VOZ DEL MÉDICO

Soluciones poderosas para superar las frustraciones médicas, el agotamiento laboral y las deficiencias del sistema de salud

DR. PIETRO EMANUELE GARBELLI

Autor internacional número uno en ventas, multipremiado y consultor de salud de amplia trayectoria

TRANSFORMANDO EL CUIDADO DE LA SALUD CON PROPÓSITO®

Future Health Press
A division of Transforming Healthcare Ltd

Future Health Press
Una división de Transforming Healthcare Ltd
20-22 Wenlock Road, N1 7GU Londres, Reino Unido
https://drgarbelli.com

ISBN: 978-1-0681627-0-1 (tapa dura)
ISBN: 978-1-0681627-1-8 (tapa blanda)
ISBN: 978-1-0681627-2-5 (digital)

Future Health Press – Fecha de revisión: 25/07/2025

CONTENIDO

LA VOZ DEL MÉDICO

LA VOZ DEL MÉDICO

AVISO IMPORTANTE

Las recomendaciones y estrategias compartidas en este libro pueden no ser adecuadas para todas las personas ni aplicables a todas las circunstancias. La publicación de este material se ofrece bajo el entendimiento de que ni el autor ni la editorial se hacen responsables por los resultados derivados de su uso.

Si tienes dudas específicas o buscas orientación personalizada, lo más conveniente es acudir a un profesional calificado (abogado, médico, terapeuta, asesor financiero, entre otros).

Este libro aborda temas delicados que incluso los profesionales de la salud enfrentan con dificultad y, en muchos casos, requieren un acompañamiento más profundo que lo que un libro puede brindar. Este material no sustituye una terapia ni reemplaza el trabajo de especialistas en salud física o mental. Su propósito es meramente informativo y educativo, y no debe considerarse como tratamiento, terapia ni asesoría profesional.

El autor no puede responder preguntas individuales sobre situaciones personales, diagnósticos, tratamientos ni ofrecer opiniones clínicas. Si estás atravesando una crisis o necesitas ayuda inmediata, te recomendamos comunicarte con el número de emergencias de tu país o con alguna línea de apoyo psicológico disponible en tu localidad.

Los recursos incluidos en este libro tienen únicamente fines informativos. No pretenden reemplazar la formación profesional ni el criterio clínico de especialistas en salud.

A menos que se indique lo contrario en el texto o en las notas, el contenido de este libro está basado en la experiencia, el conocimiento y la perspectiva del autor. Si deseas utilizar este material con fines de investigación o académicos, por favor comunícate con el autor para solicitar los permisos correspondientes.

Dr. Pietro Emanuele Garbelli

ELOGIOS

"Este libro es una invitación urgente para que los médicos asuman con confianza el rol de liderazgo que les corresponde por naturaleza, y aprovechen al máximo las herramientas y recursos a su alcance, incluso cuando se ven atrapados en sistemas burocráticos que suelen conducir al agotamiento. El lector recibe una guía muy clara para iniciar conversaciones significativas, compartir estrategias y utilizar tecnologías que les permiten a los profesionales de la salud hacerse grandes preguntas y nutrirse del conocimiento colectivo. Terminas convencido de que no hay nadie mejor preparado para transformar el sistema de salud que los médicos y sus equipos comprometidos."

Michael Leyson, *MBA, exadministrador de Kaiser Permanente, fundador de The Leyson Report*

"Una descripción precisa (dolorosamente precisa) de los problemas que enfrentan los médicos y todo el personal de salud. Prepárate para salir de tu zona de confort y mirar de frente una verdad incómoda. Como colega y amiga, me impresionó su capacidad para expresar con palabras ese cúmulo de emociones que siempre he sentido trabajando como médica en el sistema público. Es una lectura imprescindible para quienes ocupan cargos de gestión y quieren conocer otra perspectiva desde adentro, con propuestas que todavía podrían hacerse realidad si actuamos a tiempo."

Dra. Elisabetta Fabris, *especialista en medicina aguda*

"Este libro me lleva de regreso a cuando tenía dieciocho años y soñaba con ser doctora. Mi visión era clara: quería usar mis conocimientos para impactar positivamente la vida de las personas. Eso le daba sentido a todo: a mi vocación, a mi valor, a mi propósito. Hoy veo ese mismo brillo en los ojos de mi hija, que con dieciocho años espera ansiosa ser admitida en cualquier facultad de medicina.

Después de casi treinta años trabajando en el sistema de salud pública, aunque aún recuerdo por qué empecé, ha sido difícil no sentirme a veces frustrada, impotente, o preguntarme si realmente vale la pena... y sé que no soy la única.

El texto del Dr. Garbelli llega en el momento justo, después de una pandemia mundial, para darnos herramientas con las que podamos sobrellevar las frustraciones del día a día y reconectar con la pasión por la medicina, recordando por qué elegimos este camino. Lo recomiendo con entusiasmo para que tanto médicos jóvenes como experimentados descubran su verdadero potencial y brinden lo mejor de sí a sus pacientes."

Dra. Sarah Frankton, *FRCP, PhD, directora médica y médica consultora*

"Como médicos, muchos aprendemos a ocultar nuestras emociones e inseguridades, incluso ante los pacientes, sus familias y nuestros seres queridos. En nuestro afán por lograr lo mejor, solemos dejar de lado nuestras propias frustraciones personales o familiares, mientras damos todo por los demás. En este manual tan esperado, el Dr. Pietro nos recuerda lo vital que es cuidar de nosotros mismos, recuperar nuestra fuerza interior y no solo sobrevivir en este entorno, sino también florecer. Y eso solo puede transmitirlo alguien que ha vivido la medicina desde la primera línea."

Dr. Charles Li, *médico reumatólogo y consultor*

"Me siento honrada de haber leído este testimonio tan sincero sobre la experiencia de trabajar en medicina. Uno tiende a pensar que, al formarse como médico, lo que sigue es una carrera gratificante cuidando y sanando a otros. Y aunque eso es cierto, también es un camino lleno de obstáculos, frustraciones constantes y burocracias desgastantes, que muchas veces te hacen sentir que ni siquiera dar lo mejor de ti es suficiente. Está más que comprobado que esto afecta seriamente la salud mental del personal médico, con consecuencias que pueden ser devastadoras. Este libro merece ser reconocido por su sensibilidad, profundidad y por las recomendaciones valiosas que ofrece."

Jules Sleater, *directora asociada de operaciones*

"Un libro muy necesario, inspirador, valiente, realista, profundo... ¡y simplemente maravilloso! Por fin, alguien se ha atrevido a desmenuzar y describir con claridad la frustración que sentimos los médicos. Nos devuelve la dignidad como seres humanos que también merecen trabajar en un entorno donde puedan desarrollarse, no solo profesionalmente, sino también a nivel emocional y mental. Confío en que será una fuente de reflexión para todos los actores del sector salud, especialmente para quienes tienen el poder de generar cambios positivos. Me faltan palabras para expresar lo feliz que me hace haber encontrado por fin un libro en el que me siento verdaderamente reflejada y que me inspira a enfrentar de frente mis frustraciones. ¡Gracias, Emanuele!"

Dra. Upinder Dial, *especialista en medicina aguda*

"Este libro es un verdadero soplo de aire fresco. Es actual y profundamente honesto. Cada capítulo me atrapó y me hizo sentir identificada con lo que el autor llama 'la profesión más hermosa del mundo'. Como médica, fue liberador encontrar pensamientos y emociones que rara vez se expresan, pero que son reales y compartidas por muchos de nosotros: la pasión por la vocación, los desafíos y frustraciones del día a día, y también las pequeñas grandes victorias que nos impulsan a seguir adelante. Este libro es una fuente de inspiración y motivación, un recordatorio de por qué elegimos esta carrera, por qué nos esforzamos por ser mejores profesionales, y por qué seguimos en ella con convicción. Es una herramienta poderosa que nos empuja a generar cambios positivos, tanto en nosotros como en el entorno, a abrir conversaciones necesarias para 'sanar la salud del sistema en el que trabajamos' y a cuidar de nuestra mente. Lo recomiendo como lectura imprescindible para todo médico y para cualquier persona interesada en el mundo de la medicina: futuros estudiantes, profesionales del sector o incluso pacientes. Uno se queda con la sensación de cuánto aportaría si este material se enseñara en las facultades de medicina. Simplemente lo amé. Gracias, Dr. Pietro, por escribir este libro tan necesario y por compartir su sabiduría con todos nosotros."

Dra. Anna Lukusa, *médica general*

"Un libro fascinante que explora a fondo los desafíos que enfrentan los médicos y demás profesionales de la salud en el sistema actual. El Dr. Garbelli escribe con claridad, precisión y profundidad reflexiva, mostrando un entendimiento notable sobre el desarrollo personal, la comunicación y el bienestar emocional, y ofreciendo soluciones prácticas. Además, destaca cuán fundamentales son estos temas para brindar una atención médica de calidad centrada en el paciente. Un texto sumamente cautivador de principio a fin."

James Wood, *subdirector general, área de Medicina*

"Como enfermera y directora de gobernanza, he visto a colegas médicos y enfermeros agotarse física y emocionalmente en sus funciones exigentes. Por eso me alegra tanto que alguien, por fin, escriba sobre estas dificultades. Solo puedo aplaudir la sinceridad del Dr. Garbelli al abordar en este libro las luchas reales que vivimos en el ámbito de la salud. Si no reconocemos abiertamente estos problemas, no podremos enfrentarlos, y seguirán ocultos. Gracias por este libro tan valioso, que sin duda será de ayuda para muchos profesionales en su camino."

Ina Herridge, *directora de gobernanza y enfermera*

"Como cardiólogo, conozco bien la mecánica del corazón y cómo realizar diversos procedimientos cardíacos. Pero cuando las frustraciones personales y laborales se acumulan, afectan nuestro bienestar, nuestra capacidad profesional, la calidad del cuidado que damos a los pacientes y, en general, la eficiencia del sistema. Cada capítulo de este libro magnífico nos recuerda que la misma entrega y compromiso que aplicamos a la medicina, también deben extenderse al crecimiento interior y a la transformación del entorno. Esta guía, que parece enviada por el destino, combina de manera sublime un enfoque sutilmente holístico con estrategias modernas de la medicina convencional. Es un impulso para la mente de todo médico que desea convertir las frustraciones en oportunidades, fomentar un ambiente de cuidado y ejercer la medicina con excelencia y confianza."

Dr. Todorche Stamenov, *cardiólogo*

PRÓLOGO

Cuando me pidieron escribir el prólogo de este libro, acepté sin dudarlo.

Conocí a Pietro cuando recién llegaba al Reino Unido desde Italia para formarse como médico. Su objetivo era avanzar en su carrera, mientras aprendía a desenvolverse en el complejo sistema de formación médica británico. Desde entonces, su entusiasmo y ganas de aprender eran evidentes. Al leer este libro —tan oportuno como necesario— me alegra ver que ha logrado convertirse en médico especialista en medicina aguda. Pero, ¿cuál fue el costo?

Este libro narra una travesía personal, desde el sueño infantil de ser médico hasta consolidarse como especialista. Lo hace a través de historias y reflexiones que muestran muchos de los desafíos que enfrentan tanto los médicos como quienes trabajan en los sistemas de salud en general. Algunos pasajes pueden resultar duros para ciertos lectores, pero es probable que conecten con muchos otros. Cada capítulo aborda frustraciones posibles, estrategias para afrontarlas y soluciones que pueden mejorar la vida laboral de los médicos, y con ello, la atención que reciben los pacientes, tanto a nivel individual como sistémico.

El Dr. Pietro también muestra algo poco común pero sumamente valioso: la capacidad de buscar apoyo y autoconocimiento fuera del entorno institucional. Esa búsqueda le permitió reflexionar y encontrar cierto equilibrio. Para algunos, tomarse un tiempo o pedir ayuda directamente no siempre es viable, pero este libro ofrece claves útiles y puede ser una guía para quienes transitan sus propios caminos, tanto en lo personal como en lo profesional.

Su mención al humor, utilizado con inteligencia como herramienta para adaptarse y transformar, es clave. Las personas rinden mejor cuando no temen su trabajo, sino que lo disfrutan y pueden incluso divertirse.

Cada capítulo de este libro sirve como una brújula que recuerda a los médicos que no están solos, y que sí es posible avanzar dentro de sistemas complejos si se animan a hacerse preguntas, a compartir con sus colegas y a analizar críticamente su entorno, dentro de un marco que les funcione.

En el fondo, el mensaje más importante que deja este libro es que las personas —el personal— son el recurso más valioso de cualquier organización. Y cuando se sienten escuchadas y valoradas, brindan lo mejor de sí. Los equipos que alcanzan alto desempeño comparten un propósito común y logran una atención de calidad. Por eso, recomiendo ampliamente este libro a todos quienes trabajan en el ámbito de la salud y el cuidado, tanto en funciones clínicas como no clínicas.

Prof. Derek Bell, OBE
Profesor de Medicina Aguda en Imperial College, Londres
Ex presidente del Real Colegio de Médicos de Edimburgo

INTRODUCCIÓN

He tenido la oportunidad de ofrecer asesorías, entrenamientos y sesiones de coaching en distintas partes del mundo, así como enseñar sobre la importancia de los valores y el poder de vivir con autenticidad y propósito. Esto es precisamente lo que impulsa la inspiradora misión del Dr. Pietro Emanuele Garbelli: *Transformar el cuidado de la salud con propósito*®.

Muy dentro de nuestra mente y nuestro corazón, todos llevamos un propósito que deseamos manifestar en este mundo físico. ¿Por qué? Porque, además de los beneficios emocionales y psicológicos, tener un propósito puede impactar positivamente nuestra salud física. Una fuerte sensación de propósito te permite enfocarte, sentirte con más energía e incluso vivir más tiempo. Por eso resulta tan valioso que los médicos lideren con el ejemplo, animándose a vivir con mayor conciencia, salud y poder personal. Ser un médico empoderado es infinitamente más beneficioso que vivir atrapado en la frustración, el miedo, el estrés o la vulnerabilidad, con la incertidumbre de no saber qué traerá cada nuevo día.

Durante años he sido coach y mentor del Dr. Pietro. Ha superado desafíos personales, afectivos y profesionales que podrían llevar a cualquier ser humano al agotamiento, la desmotivación, la depresión, incluso al borde del suicidio o de abandonar la medicina por completo. Algo que he aprendido tras acompañar a cientos de médicos es que la imagen del médico suele ser más una proyección idealizada que refleja las aspiraciones de las personas, más que su experiencia real.

A pesar de la visibilidad que la pandemia de COVID-19 le dio al NHS (National Health Service: Servicio Nacional de Salud del Reino Unido) y a la atención médica en medios y discursos políticos, la práctica diaria de la medicina sigue siendo, en la práctica, invisible y con recursos limitados.

Si bien es cierto que la medicina ha avanzado continuamente, también es verdad que no ha logrado mantenerse al ritmo de las crecientes expectativas sociales, regulatorias y de los propios pacientes. Si evaluáramos al NHS con métricas tradicionales, podríamos decir que hoy está mejor que antes. Sin embargo, también es cierto que muchas cosas han mejorado, pero otras simplemente están al nivel que la gente ya espera. La pandemia, el creciente número de médicos que abandonan la profesión y los casos de suicidio entre ellos revelan una verdad más dolorosa: invertir en salud y ampliar el acceso a los servicios solo tiene sentido si la atención que se brinda realmente genera valor y transforma vidas.

Hasta hace poco, lo que sucedía con los pacientes una vez que ingresaban al hospital o consultaban con su médico era, en gran medida, invisible. El COVID-19 cambió eso por completo. A diario se nos informaba cuántos estaban contagiados, cuántas vidas se habían perdido y qué debíamos hacer para frenar el avance del virus.

Pero también quedaron en evidencia todas las fallas del sistema de salud, incapaz de responder adecuadamente por los recortes prolongados en financiamiento, formación y recursos. Los médicos y todo el personal de primera línea fueron vistos como superhéroes, enfrentando un sistema colapsado por una crisis para la que nadie estaba preparado. Las exigencias hacia ellos aumentaron, pero el impacto emocional y físico fue inmenso, incluso para los profesionales más fuertes. En el fondo, el problema radica en sistemas que han dejado de reflejar valores humanos, sumergidos en procesos burocráticos que terminan por aplastar tanto a los pacientes como a los médicos.

Después de tres décadas liderando programas de transformación tecnológica multimillonarios, acompañando a miles de personas de diversos sectores, investigando y formándome en áreas tan distintas como ingeniería, negocios, tecnología, comportamiento organizacional y humano, empoderamiento personal y psicología, he llegado a una conclusión: el poder oculto está en conocer nuestros valores auténticos y alinear nuestras acciones diarias con ellos, así como con los valores de la organización donde trabajamos. También he comprobado cómo recompensas pequeñas e inesperadas pueden generar un impacto desproporcionado. Como seres humanos, tendemos a experimentar satisfacción cuando la percepción supera nuestras expectativas.

Los valores sencillos pero fundamentales de la empatía, la tolerancia y la confianza —verdaderas joyas de la civilización— son la base de cualidades como el cuidado genuino, la honestidad, la buena comunicación y la amabilidad. Pero estos valores luchan por sobrevivir en un entorno mal financiado, excesivamente gestionado y con escasa visión de liderazgo. Un ambiente así alimenta el agotamiento, la frustración y el desencanto de los médicos, lo que afecta directamente su vida personal, sus vínculos afectivos y su bienestar social. Esta fue una de las razones que llevó al Dr. Pietro a escribir este valioso manual para médicos.

Con este libro, el Dr. Pietro se atreve a señalar de forma directa las frustraciones que afectan tanto a los profesionales como al sistema de salud, y abre el espacio para conversaciones necesarias. Lo hace como quien se adentra en una cueva misteriosa para descubrir secretos que, hasta ahora, parecían inalcanzables. En estas páginas, el autor reconoce que los verdaderos exploradores de esa cueva son los médicos y enfermeros que aún resisten los últimos embates de un sistema en proceso de descomposición.

Todos sabemos que no se puede subestimar la magnitud de la frustración que enfrentan los médicos. Por supuesto, hay profesionales excepcionales en el sistema público de salud británico, comprometidos, empáticos y con un talento invaluable. He tenido el privilegio de sentir su humanidad, tanto en mi experiencia como paciente, como en mi rol de coach, formador, educador y aliado. También he sido testigo de cómo el deterioro del entorno y la cultura en que ejercen su labor afecta su salud, sus relaciones, sus finanzas y su calidad de vida.

Desde el inicio de mi trabajo con el Dr. Pietro, intuí que el camino que habíamos emprendido revelaría, con el tiempo, un papel más grande para él en su misión de *Transformando el cuidado de la salud con propósito®*, donde los médicos jugarían un rol esencial. Al principio, lo acompañé como coach para que pudiera atravesar y sanar las heridas personales, familiares y sociales que su carrera médica había generado, muchas de las cuales conocerás en las páginas siguientes.

Fueron necesarios varios años de acompañamiento para que Pietro encontrara la confianza y el empoderamiento necesarios para escribir este libro dirigido a sus colegas. Durante un retiro personalizado de cinco días llamado *Vital Planning for Elevated Living – Life and Business Mastery*, que realizamos en Zoëtry Paraíso de la Bonita, en la Riviera Maya (México), trabajamos juntos ocho, a veces diez horas diarias. En ese entorno profundo de aprendizaje, Pietro logró clarificar su visión, su misión y su propósito. De ahí nació, con total nitidez, el deseo de transformar el sistema de salud de manera consciente.

Recuerdo que ambos terminamos con lágrimas en los ojos.

Visualizamos con claridad lo poderoso que sería implementar esa visión, no solo para el NHS y la calidad del cuidado al paciente, sino para los médicos, las instituciones, y todo aquel que forme parte del mundo de la salud.

Pero entonces llegó la pandemia. Las exigencias diarias tomaron el control, y todo aquello que habíamos trabajado se detuvo de golpe. Su labor como médico volvió a ocupar el primer plano, y mi rol se enfocó en apoyarlo a superar los nuevos desafíos personales y profesionales que surgieron tras el caos. Cuando se levantaron las restricciones de viaje, Pietro sintió que necesitaba un respiro para recobrar fuerzas y retomar lo iniciado en México. Así que se inscribió en otro retiro *Vital Planning*, esta vez en Chipre. Durante esos cinco días de trabajo intenso, vi cómo pasaba de no creer que podía escribir un libro a crear toda la estructura del que ahora tienes entre tus manos. Se fue de ese retiro con claridad, confianza y la determinación de convertirse en autor publicado, algo que al inicio de nuestro camino jamás pensó que lograría.

Sí, llevar una visión con propósito a la acción requiere compromiso. Transformar lo que antes parecía imposible en algo tangible es precisamente lo que más admiro de Pietro. A pesar de todos los obstáculos, su dedicación a este proyecto —pensado para el beneficio de otros médicos— fue ejemplar. Es cierto que tomó tiempo; un año después, en enero de 2022, finalizamos el borrador en otro encuentro de *Vital Planning* en *Secrets The Vine*, en Cancún. Ver la alegría en sus ojos al concluir el primer manuscrito es algo que, estoy seguro, tú como lector también experimentarás mientras avances por estas páginas y descubras ideas valiosas para tu vida y tu práctica médica.

A lo largo del libro, Pietro invita al lector a tomar conciencia de las consecuencias no deseadas que aparecen cuando la empatía y la vocación médica quedan relegadas ante el cumplimiento de metas numéricas. Si las frustraciones que se describen en cada capítulo siguen ignorándose, se evidenciará un problema de fondo que ya no se puede seguir postergando.

Después de haber ayudado a miles de personas y empresas a mejorar su bienestar, rendimiento, productividad y propósito, estoy convencido de que los médicos empoderados son el corazón vivo de todo sistema de salud. Si no se invierte en su fortalecimiento, si no se trabaja en su crecimiento constante ni se respetan sus valores más auténticos, existe el riesgo de caer en una profesión desmoralizada, donde ya nadie se atreve a decir lo que está bien o mal, lo que tiene sentido o no.

A partir de su experiencia personal y profesional, de estudios de casos y aprendizajes de vida, el Dr. Pietro demuestra que el empoderamiento y la inclusión de los médicos son la base de cualquier transformación significativa en el sistema de salud. Una transformación que las futuras generaciones agradecerán.

Pietro ha logrado escribir un libro inspirador, que ofrece una mirada profunda y reveladora sobre la vida de los médicos en todos sus niveles. En cada capítulo hallarás propuestas para recuperar caminos que mejoren los sistemas, los procesos, la colaboración, la tecnología y el apoyo, junto a una comprensión más humana del rol de los médicos en un sistema que envejece y que necesita reinventarse para los desafíos del futuro. A través de situaciones reales, invita a generar conversaciones centradas en encontrar soluciones efectivas y sostenibles.

Es una obra poderosa, que reúne historias fascinantes, vivencias personales y hallazgos transformadores. Un libro que despierta el potencial oculto de los médicos y que ofrece a los sistemas de salud una fuente para afrontar los nuevos retos de un mundo donde la inteligencia artificial y la inteligencia humana del médico convivirán con un solo propósito: brindar atención médica de excelencia.

Hay una experiencia común en la vida de los médicos: sentir frustraciones una y otra vez, guardarlas, acumular presión, y llegar al punto de cuestionarse si vale la pena seguir en la profesión en la que invirtieron tanto tiempo, energía y dinero.

Lo que muchos hacen al inicio es soportar en silencio, aguantarse y encontrar mecanismos de adaptación para sobrellevar el malestar. Hoy se espera que, usando métodos de afrontamiento "saludables" en lugar de "tóxicos", los médicos logren resistir todo el estrés y las exigencias del trabajo durante toda su carrera. Pero lo que Pietro se pregunta en este libro es: ¿de verdad eso es posible? ¿Y esos mecanismos que llamamos "saludables", lo son realmente?

La mayoría de los modelos biológicos, mecánicos y matemáticos reconocen que todo sistema tiene un punto de saturación, a partir del cual deja de funcionar o colapsa. Entonces, ¿por qué esperamos que los médicos desafíen las leyes físicas más básicas y actúen como si tuvieran superpoderes, capaces de absorber y procesar una cantidad ilimitada de estrés?

Lo que nos detona internamente y reconocemos como frustración varía enormemente entre una persona y otra, al igual que las estrategias que desarrollamos para afrontarla. Sin embargo, es innegable que existen patrones comunes que se repiten, más allá de esa diversidad. Hoy en día abundan artículos, editoriales, encuestas y estudios que reportan cómo los profesionales de la salud enfrentan múltiples dificultades. Si, como yo, trabajas de forma cercana con médicos y conversas con ellos con regularidad, pronto entenderás que suelen expresar sus problemas con franqueza, y así puedes captar matices que rara vez se reflejan en los datos estadísticos.

Cada vez más médicos manifiestan, de forma abierta, su insatisfacción creciente con el trabajo, síntomas de agotamiento y diversas afectaciones en su salud mental. Muchos terminan reduciendo sus horas laborales, migran a otros países buscando mejores condiciones o cambian de lugar de trabajo, inician nuevas carreras o se retiran anticipadamente. Distintas investigaciones demuestran que, lamentablemente, el índice de suicidios entre médicos es significativamente más alto que en otras profesiones.

Mientras la fuerza laboral médica se reduce por estas razones, los médicos que permanecen enfrentan una presión cada vez mayor, atrapados en un ciclo que parece no tener fin. Es inevitable preguntarse: ¿están los médicos, los responsables del sistema de salud y quienes lo integran haciendo las preguntas correctas para resolver los problemas que afectan a pacientes, profesionales y a todo el sector?

Además, muchos médicos —incluyendo a quienes he acompañado durante años— suelen pasar por alto cómo el estrés y la frustración impactan en todos los ámbitos de su vida. ¿Qué hay del bienestar físico y la longevidad, más allá de las clásicas estadísticas de ausentismo laboral? ¿Qué hay del deterioro emocional, la disminución de capacidades cognitivas a largo plazo, más allá de los diagnósticos convencionales de salud mental, agotamiento o suicidio? ¿Y el efecto sobre sus vínculos personales, su vida social, su economía y su espiritualidad? Puede que los médicos no quieran mirar estos efectos de frente, pero ¿crees que sus parejas, amigos, familiares o pacientes no lo notan? Aunque ellos no lo vean, ¿su mente inconsciente lo ignora?

Durante la pandemia, el bienestar del personal sanitario se convirtió en una prioridad, y surgieron múltiples iniciativas en esa dirección.

Para muchos médicos, fue la primera vez que pudieron experimentar prácticas como la meditación, el mindfulness, el yoga, el tai chi, la escritura reflexiva, el coaching, el mentoring o la sanación energética, entre otras.

Pietro es un médico que ha estado comprometido con su desarrollo personal y con su proceso de coaching conmigo durante los últimos seis años. Las transformaciones que he presenciado en él lo han convertido en un profesional profundamente involucrado con su crecimiento interior. Conoce y practica muchas de las disciplinas mencionadas. Lo he visto enfrentar grandes niveles de estrés y frustración de forma constante. Pero a pesar de todo, eligió empoderarse para convertirse en el mejor médico que podía ser. Incluso antes de la pandemia, le molestaba —incluso le indignaba— que se ofrecieran estas técnicas de bienestar y cursos de resiliencia como "la solución" a los problemas de fondo que enfrentan los médicos. Y aunque estas prácticas son valiosas para enfrentar ciertos aspectos del estrés, no abordan la raíz del problema.

Una visión miope busca únicamente estrategias para que los médicos sobrelleven las crecientes dificultades: aumento de carga laboral, diagnósticos cada vez más complejos, falta de tiempo, escasez de personal, expectativas más altas, aumento de reclamos legales, burocracia creciente, tareas administrativas, mejoras en calidad, gestión de riesgos, formación, entrenamiento... la lista es interminable. Pero si tuvieras que elegir entre *sobrevivir* y *prosperar*, ¿acaso tendrías que pensarlo mucho? ¿Realmente quieres, como médico, poner la vara tan baja como para aceptar que simplemente resistir es el estándar al que debe aspirar toda una profesión?

A lo largo del libro, el Dr. Pietro plantea qué sería posible si la energía que los médicos destinan a desarrollar mecanismos de supervivencia pudiera dirigirse hacia algo más significativo.

Cada vez que he ido a un hospital, he notado el dolor y el miedo en los ojos de los pacientes cuando perciben que serán atendidos por un equipo agotado. Sabemos que intentan dar lo mejor de sí, pero también sentimos cuando no están en su mejor momento. Cuando se trata de nuestra salud, nos damos cuenta de que no tiene precio, y por eso mismo queremos recibir la mejor atención posible.

También sé que quienes eligen esta profesión desean brindar lo mejor de sí en todo momento. No contar con el apoyo necesario para hacerlo es una fuente enorme de frustración y estrés.

La falta de autonomía sobre el propio trabajo y sobre cómo mejorar la práctica médica también es una fuente importante de tensión. Entre cargas de trabajo irreales, protocolos inflexibles, plazos contradictorios, exceso de regulaciones y burocracia, y actividades "de mejora" impuestas desde arriba, se limita drásticamente la posibilidad de tomar decisiones y ejercer desde la autenticidad.

¿Cuántos de ustedes, médicos, sienten que cada vez se les exige trabajar más como si fueran máquinas?

A medida que la atención médica se vuelve más compleja, las expectativas puestas sobre los médicos también se multiplican. Ya es hora de examinar con pensamiento crítico todos los apoyos y obstáculos que enfrentan los profesionales si queremos encontrar el equilibrio adecuado y evitar una ola masiva de abandonos y un deterioro generalizado del rendimiento.

Aunque en algunos momentos sintamos que nos estamos hundiendo, aún hay mucho que podemos hacer para evitar que el barco se hunda del todo.

Basado en su experiencia personal, en sus observaciones y en los aprendizajes obtenidos a través de la reflexión y el coaching, el Dr. Pietro comparte en este libro algunas soluciones a problemas comunes que enfrentan los médicos. Estas propuestas están pensadas para ayudarte a sentirte más empoderado, con más energía y más eficacia en tu práctica. Los temas que ha decidido abordar para abrir el diálogo son:

- identificar las frustraciones que conducen al agotamiento,
- planificar el trabajo de forma integral para reducir el estrés,
- abordar la desconfianza que afecta la gestión de prioridades,
- prevenir conflictos y crear ambientes laborales armónicos,
- aprender a comunicarse de manera que otros realmente escuchen,
- mejorar el flujo bidireccional de información para lograr mayor eficiencia,
- participar activamente en el uso, mantenimiento y desarrollo de soluciones tecnológicas,
- generar conciencia sobre la necesidad de una protección integral del médico,
- buscar enfoques más inteligentes sobre la remuneración médica, y
- fomentar una cultura saludable a través de la vivencia de valores compartidos.

Vale la pena recordar que trabajar en el sector salud tiene grandes recompensas. A medida que el campo evoluciona, surgirán nuevas y emocionantes oportunidades para los profesionales. En este libro, también descubrirás qué factores llevan a tantos médicos a considerar dejar la profesión en la que invirtieron años, y qué puede hacerse para revertir esa tendencia. Aprenderás cómo transformar esa obsesión por el papeleo excesivo y por metas inalcanzables que afectan directamente el bienestar de los médicos, interfieren en la calidad de atención, y en el caso del NHS, generan una forma de corrupción más grave que la financiera.

Cada capítulo de este libro, de una forma u otra, pone en evidencia cómo el sistema entero puede transformarse con intención al enfrentar las consecuencias no deseadas de las frustraciones médicas. Y si estas no se abordan, se vuelve imposible mantener una buena relación médico-paciente, algo sin lo cual la atención médica simplemente no puede funcionar.

Estoy convencido de que al leer este libro del Dr. Pietro, obtendrás una comprensión más profunda de los desafíos fundamentales que enfrentan hoy —y enfrentarán mañana— la medicina y los médicos. Tal vez te motive a reconciliar lo que hasta ahora parecía inaceptable o mal encaminado, y a inspirarte para desarrollar una estrategia sanitaria verdaderamente inteligente. Incluso puede que decidas contactar al Dr. Pietro o a ambos para acompañarte en este camino, donde *Transformando el cuidado de la salud con propósito*® se convierte en el eje de tu organización.

En las sesiones de coaching con médicos, escucho con frecuencia que muchos temen decir lo que realmente piensan. No es casualidad: las redes sociales y profesionales de los médicos suelen mezclarse, lo cual aumenta ese temor. Pero el Dr. Pietro te desafiará e inspirará a abrir el diálogo que hace falta para que estos dos mundos —el profesional y el humano— coexistan de forma armoniosa, sin poner en riesgo el bienestar de los médicos, de los pacientes ni de quienes forman parte del sistema de salud.

También puedes usar lo que el Dr. Pietro comparte aquí como base para defender la necesidad de ofrecer a los médicos espacios para expresarse, corregir lo que consideran injusto y formarse como líderes conscientes dentro de una transformación real de tu organización sanitaria.

Lo queramos o no, la evolución cultural, tecnológica y estructural del sistema de salud sucederá. La gran pregunta es si lo hará con propósito, o sin él.

Antes de continuar leyendo este libro —atemporal, necesario e inspirador— permíteme dejarte un mensaje que vale la pena adoptar y compartir:

"Empodera a tus médicos para que sean el corazón del cambio. Que se conviertan en los nuevos líderes del NHS y de los sistemas de salud en el mundo. Que sean el punto de partida para recuperar valores olvidados y crear soluciones innovadoras, capaces de llevar a todo el sistema de salud —y a quienes lo integran— a un lugar donde prosperar y aspirar a la excelencia sea la norma en cada aspecto del cuidado."

Con afecto y sabiduría,
Tony J. Selimi

Autor galardonado, conferencista y coach transformacional especializado en comportamiento humano, liderazgo auténtico con propósito y desarrollo del potencial humano. Ganador del premio al Emprendedor más visionario de Londres SME 2020, Coach empresarial del año 2021 en contratación y desarrollo corporativo, ganador del premio Silver Literary Book Award 2021 y del Maincrest Media Book Award 2021 por *A Path to Wisdom*, *#Loneliness* y *The Unfakeable Code®*.

COMPARTIRME PARA AYUDARTE

Si estás leyendo este libro, probablemente has llegado a un punto en tu carrera médica en el que ya no puedes seguir soportando la sensación de no ser escuchado. Es posible que hayas empezado a cuestionar muchos aspectos de tu trabajo, incluso quizá te hayas planteado reducir tu jornada o dejar la profesión. Lo cierto es que estás buscando soluciones, del mismo modo que buscamos respuestas para nuestros propios pacientes. Y si no eres médico, te felicito por interesarte en este tema. Te aseguro que este libro también tiene mucho valor para ti.

Tal vez te estés preguntando quién soy y por qué decidí escribir sobre —o para— médicos frustrados.

La verdad es que, al escribir sobre la frustración médica, mi intención también es dar visibilidad a la frustración profesional en general, más allá del ámbito de la salud.

Las frustraciones laborales están tan presentes que, en muchas culturas, quejarse del trabajo se ha convertido en una forma común de iniciar conversación con desconocidos, colegas o familiares. Todos tenemos motivos de sobra para estar frustrados, ya sea en lo personal o en lo profesional. Si existiera un "partido de los frustrados", ganaría cualquier elección por mayoría absoluta —y, de hecho, en ciertos casos, ya lo ha hecho.

Creo que es necesario hablar de la frustración médica porque, cuando se ignora, tiene consecuencias profundas que afectan no solo a los médicos y a quienes trabajan en salud, sino también —y especialmente— a las personas a las que cuidamos: los pacientes. Más adelante en este libro entenderás por qué esto es tan importante.

Elegí escribir para los médicos porque es el ámbito en el que tengo mayor experiencia, tanto por vivencias personales como por las conversaciones que he tenido con colegas de diferentes rangos, especialidades y países. Y como verás, muchos de los principios y herramientas que comparto aquí pueden aplicarse también a otros profesionales de la salud.

Aunque sería imposible abarcar cada frustración que vivimos como médicos, en este libro me centro en explorar soluciones para aquellas más comunes, y mostrar las consecuencias positivas que surgen cuando nos atrevemos a enfrentarlas.

Imagina que anotaras todas las frustraciones que experimentas a diario en tu vida profesional. ¿A qué número habrías llegado hasta ahora? Con el tiempo, probablemente notarías que muchas se repiten, o que solo cambian levemente. Y si prestaras aún más atención a lo que te ocurre durante tu jornada laboral, seguro seguirías descubriendo nuevas.

Según mi experiencia, solo compartimos cierto tipo de frustraciones con colegas del mismo lugar de trabajo. ¿Por qué? Porque cada uno de nosotros vive la realidad de manera distinta, con expectativas, valores y formas de ver el mundo particulares (hablaré más de esto más adelante). Por eso nuestras frustraciones también varían. Y si le sumamos las diferencias de origen, educación, cultura, creencias, edad, sistema de salud, rol y contexto, no queda más que preguntarse: ¿cuántas frustraciones acumulamos entre todos?

Cambiar de trabajo suele verse como una manera de dejar atrás esas frustraciones. Pero pronto nos damos cuenta de que aparecen otras, nuevas y variadas. Solo comenzar a hablar de este tema ya representa un reto en sí mismo que muchos de nosotros necesitamos superar.

"¿Cómo te comes un elefante? Bocado a bocado."

Mi intención con este libro es compartir ideas, provocar reflexión, abrir conversaciones, fomentar el pensamiento creativo y empoderar a otros médicos para convertirse en agentes de cambio. Por eso, en lugar de crear un catálogo exhaustivo de frustraciones con un enfoque académico o científico, elegí diez fuentes comunes de frustración que se repiten una y otra vez en mi vida profesional y en la de mis colegas. Son las que, en mi caso, detonaron el deseo de mirar hacia adentro, aprender, y empezar un proceso de crecimiento personal que hoy quiero compartir contigo. Confío en que, al leer estas páginas, también te animes a mirar tus propias frustraciones desde una perspectiva diferente.

Este libro está dedicado, antes que nada, a mis colegas médicos. Pero también está pensado para todas las personas que trabajan en el sector salud, colaboran con él o se interesan por él: gerentes, directivos, legisladores, políticos, entidades reguladoras, asociaciones profesionales, aseguradoras, proveedores y muchos más. Como punto de partida para conversaciones valiosas y nuevas relaciones laborales, te invito a compartirlo con todos aquellos que consideres deben conocer sus mensajes: tu familia, tu pareja, tus colegas, superiores, colaboradores, residentes, o cualquier otro trabajador del sector.

Creo que este libro tiene el potencial de transformar, no solo la vida de los médicos, sino también la de muchas otras personas. Y deseo que al leerlo recuerdes que tú también tienes el poder de generar ese cambio.

Como confío en que tú, lector o lectora, también eres una persona ocupada, decidí mantener este libro conciso e ir directo al grano en cada capítulo. Para quienes deseen profundizar o generar conversaciones a partir de las ideas que aquí se presentan, estoy abierto a colaborar y seguir explorando juntos.

También quiero aprovechar para reconocer a los muchos maestros y mentores que han cruzado mi camino. Algunos de ellos serán mencionados a lo largo del libro o en notas al pie. Como este libro está pensado para ser útil y práctico, no como una autobiografía ni una obra académica, he optado por la brevedad. Pero eso no refleja en absoluto la profunda gratitud y el cariño que siento por todos los que han contribuido de forma positiva a mi crecimiento y transformación.

CÓMO NACIÓ ESTE LIBRO

A menudo es en los peores momentos, cuando sentimos que nuestra vida está en riesgo, que tomamos la decisión de hacer algo al respecto.

Al comenzar la pandemia de COVID-19, cuando se empezó a difundir que el epicentro europeo estaba en el norte de Italia, supe de inmediato que era cuestión de tiempo para que llegara al Reino Unido. Colegas desde Italia comenzaron a contactarme, compartiendo toda la información que tenían sobre la enfermedad, las complicaciones que empezaban a observar, los protocolos que implementaban para protegerse y los tratamientos empíricos que empezaban a probar con los pacientes. Mientras tanto, las instrucciones que recibíamos localmente sobre cómo manejar la situación eran confusas para muchos de nosotros. Nuestra voz como profesionales era ignorada una y otra vez. Nos decían simplemente que siguiéramos órdenes.

Poco después de que se nos ordenara reducir el nivel del equipo de protección personal, contraje este nuevo virus insidioso. Me vi obligado a buscar formas creativas para hacerme una prueba, en un momento en el que ni siquiera existía un sistema establecido para testear al personal. Tuve que aislarme en casa, y solo gracias a la ayuda de amigos pude conseguir alimentos y medicamentos. Me presionaron para que volviera al trabajo apenas la fiebre bajó. Aunque aún tenía una tos productiva que duró dos semanas más, me negaron una nueva prueba para confirmar si seguía siendo contagioso. Por decisión propia, usé mascarilla quirúrgica para proteger a los demás. Sin embargo, muchos de nosotros fuimos criticados por llevar mascarilla en los pasillos del hospital y otras zonas públicas, siguiendo instrucciones de algunos supervisores que nos pedían no usar EPP fuera de las áreas clínicas. La verdad es que nadie estaba preparado para afrontar la complejidad que la pandemia trajo a nuestras vidas.

Las frustraciones que ya sentía respecto a mi entorno laboral y a la profesión se multiplicaron de manera exponencial en cuestión de días. Ya no era un tema de estrés: se trataba de situaciones que ponían en riesgo mi vida y la de otros. No veía una salida. Y lo mismo escuchaba de la mayoría de colegas con quienes hablaba. Los días se convirtieron en semanas, las semanas en meses, y yo buscaba desesperadamente una forma de descomprimir, de encontrar nuevas estrategias para sobrellevar todo y poder volver al trabajo con más claridad, energía y bienestar, sin dejar de ofrecer una atención de calidad.

Cuando finalmente las aguas turbulentas del COVID empezaron a calmarse, el gobierno habilitó los llamados corredores seguros de viaje. Entonces me inscribí en un retiro de cinco días de entrenamiento intensivo en *Vital Planning for Business and Life Mastery* en Chipre, dirigido por Tony J. Selimi, un coach internacional especializado en comportamiento humano. Al inicio de esa formación trabajamos en muchas de mis dudas, temores, frustraciones y dolores, y también trazamos planes a futuro. La verdad es que el deseo de convertir ese dolor acumulado en una herramienta útil para otros médicos que también se sentían desmotivados, furiosos o perdidos, nació tras años de trabajar en mi desarrollo personal y profesional con Tony, y de haber completado el *Programa Avanzado en Innovación Sanitaria* organizado por el Instituto Europeo de Innovación y Tecnología.

Aunque una visión poderosa para *Transformando el cuidado de la salud con propósito®* había surgido en un retiro anterior junto a Tony en México, todavía me faltaba comprender cómo llevar esa visión a la práctica. En cada sesión de coaching llegaba con un "cesto" lleno de frustraciones, problemas e ideas inconclusas. Pero me iba de cada sesión con aprendizajes sobre mí mismo, sobre lo que realmente valoro, lo que me importa de verdad y el lugar que ocupo en el gran escenario de la vida. En aquel entonces, creía que tenía poco valor que ofrecer a los demás, que mis ideas no eran lo suficientemente relevantes, y que mi única contribución al sistema era ser un buen médico con sólida formación académica.

Lo que Tony hizo conmigo solo puede describirse como un trabajo profundamente transformador. Me hizo preguntas precisas que ayudaron a sacar a la luz todo lo que llevaba en la mente. Anotamos cada duda, deseo, miedo, frustración, dolor, todo. Luego organizamos toda esa información en temas concretos, dándoles orden y sentido.

Con su propio método para estructurar libros, me ayudó a diseñar cada capítulo del texto que hoy estás leyendo. Salí de ese proceso con una sensación de asombro por todo lo que había logrado transformar y por lo que podía ofrecerles a ustedes, colegas médicos.

¿Pude haber escrito este libro antes? Sí. Pero como tú, he estado muy ocupado atendiendo pacientes, enfrentando los efectos de la pandemia y lidiando con un sistema de salud ya de por sí muy exigido. Tuve que esperar hasta mis siguientes vacaciones para sentarme a escribir y luego revisar el borrador inicial.

Sin duda, el COVID trajo una avalancha de nuevas frustraciones a nuestras vidas. Y si bien en un primer momento nos permitió enfocarnos exclusivamente en el trabajo clínico —dejando temporalmente de lado otras tareas— también dejó al descubierto muchas frustraciones previas, obligándonos a priorizar una y otra vez y a vivir corriendo detrás de plazos y pendientes relacionados con labores no clínicas.

Pese a los discursos optimistas que aseguraban que la pandemia aceleraría muchas mejoras en el sistema de salud, dos años después seguimos sin ver avances tangibles que realmente impacten nuestra práctica profesional.

Espero que los temas que comparto en este libro contribuyan a abrir las conversaciones necesarias, a encontrar soluciones y a transformar —y sanar— el sistema de salud. Que este contenido sirva de base para los cambios y mejoras futuras, construidas con propósito y con cimientos sólidos.

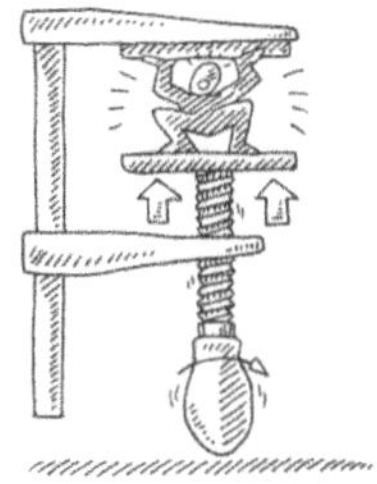

LA FRUSTRACIÓN PUEDE IMPULSARTE... O ROMPERTE

Cuando cumplí dieciocho años, ya estaba considerando seriamente estudiar medicina. Tanto así, que si alguien me preguntaba "¿Qué quieres hacer en la vida?", mi respuesta era siempre la misma: "¡Quiero ser médico!"

Había sido un proceso largo. Fui descartando, poco a poco, muchas otras opciones profesionales. Así que imagina mi mezcla de sorpresa, decepción y desconcierto cuando escuché este comentario:

"Si quieres mi consejo, no estudies medicina. Ser médico hoy en día es muy difícil y frustrante. Y como no creo que eso vaya a cambiar pronto, no se lo recomendaría a nadie. Pero... —dijo al notar la incomodidad en mi rostro— si ya lo decidiste, adelante. Sé un buen médico. Siempre los necesitamos. En las circunstancias adecuadas, sigue siendo la profesión más hermosa del mundo."

Este fue el consejo *no solicitado* que me dio el médico encargado de evaluarme para el servicio militar obligatorio, apenas supo que pensaba postularme a medicina al terminar la escuela. Para entonces, ya estaba acostumbrado a escuchar frases similares de otros médicos con los que me cruzaba.

No todos intentaban desanimarme, pero la mayoría mostraba señales evidentes de frustración. Algunos incluso se veían desilusionados, amargados. Todavía no se usaba tanto el término "burnout", pero estaba claro que algo no andaba bien. Cada vez que mencionaba que quería estudiar medicina, se interesaban, compartían sus opiniones y, muchas veces, me hablaban sin filtro de las frustraciones que vivían en la profesión.

Con total honestidad, en ese momento, sus palabras no influyeron demasiado en mi decisión. Yo estaba enfocado en resolver qué hacer con mi vida. No presté mucha atención a las frustraciones de los demás, o al menos no las tomé en cuenta al comparar pros y contras. Supuse que se trataba de situaciones personales o problemas locales, no algo que afectara a toda la profesión.

Siempre he escuchado con una mezcla de envidia y duda cuando la gente habla de vocaciones que les "marcaron de por vida". De niño, me gustaba jugar al clásico juego de *Operando*, y sentía mucha curiosidad cuando visitaba al pediatra, a mi médico de cabecera o al laboratorio de análisis. Pero si en ese entonces me preguntabas qué quería ser de grande, probablemente habría dicho "inventor", "bailarín" o "músico", más que "médico". La idea de estudiar medicina apareció mucho más tarde, por una serie de circunstancias.

Cuando tenía dieciséis años, un domingo por la mañana, mientras estaba en misa con mi familia, sentí de pronto un dolor agudo en el pecho, como una puñalada. Duró solo unos segundos. Tosí un par de veces, y desapareció. Me quedé desconcertado, sin saber qué había pasado. Dadas las circunstancias, mi primera interpretación fue religiosa: tal vez era una señal de Dios. Quizás me estaba castigando por ser gay (aunque en realidad no había hecho nada al respecto, todo lo contrario). La culpa con la que vivía —alimentada, claro, por el discurso de la Iglesia— me hacía ver el mundo a través de unos lentes empañados de vergüenza.

Al día siguiente, en la clase de educación física, sentí que algo golpeaba dentro de mi pecho cada vez que saltaba. Por lo que sabía de biología, estaba convencido de que era el pulmón, que se movía adentro, pero no entendía por qué. Fui al médico de familia, quien me ordenó una radiografía de tórax. El resultado confirmó que mi pulmón estaba parcialmente colapsado y se movía suelto dentro del pecho. Me diagnosticaron un neumotórax, y me ingresaron de inmediato en el hospital, en el área quirúrgica.

Era la primera vez que me internaban. Me colocaron un tubo grueso en el pecho, conectado a una botella de vidrio medio llena de agua. Todo eso lo cargaba en un carrito de metal viejo, con dos ruedas, una pata y un largo manubrio. Me advirtieron que no lo inclinara, porque el aire podría volver a entrar al tórax y colapsar de nuevo el pulmón.

A pesar del aparato ruidoso y el tubo que me acompañaba, me aburría tanto estar encerrado en una sola habitación, que empecé a recorrer el hospital por las noches. Después de la cena, cuando se iban los visitantes y comenzaban los turnos nocturnos, salía a caminar. El carrito que arrastraba llamaba mucho la atención y me daba excusa para conversar con otros "exploradores" del hospital. Después de varios días, el drenaje dejó de burbujear, me retiraron el tubo, y me mandaron de regreso a casa.

Lamentablemente, el problema se repitió dos veces más en los meses siguientes. Tuve que ser internado otra vez, me colocaron más drenajes, y finalmente me transfirieron a un hospital más grande, donde intentaron prevenir nuevas recaídas mediante cirugía. Entre ingresos, estudios y controles ambulatorios, viví una experiencia hospitalaria profunda y completa.

Agradecí mucho el trato de las enfermeras. Yo era más joven que los demás pacientes, y seguramente se me notaba el susto. Ellas me alentaban, me preguntaban cómo me sentía y hasta me daban porciones extras de comida. Estaba flaco y, como muchos otros pacientes estaban en ayuno por cirugía, a veces sobraba comida. Por las noches, cuando todo se calmaba, veía a las enfermeras reunirse a compartir algo: una charla, un poco de vino, un cigarrillo y mucho café. *¡Cómo han cambiado los tiempos!*

Me parecía que tenían una buena vida social. En comparación con mi vida de estudiante solitario, ellos conocían gente, conversaban, se reían. *El hospital, por las noches, era casi un lugar de encuentro.* Recuerdo escaparme a veces al jardín, charlar con otros pacientes e incluso comer una pizza clandestina. La comida hospitalaria nunca ha sido buena en ningún lugar, ¿verdad? Como la mayoría en el jardín eran fumadores, incluso probé un par de caladas. Pensé: si mi pulmón ya se colapsó una vez sin haber fumado, no pierdo nada con probar...

Además del lado social, me intrigaba la tecnología médica: anestesia, drenajes, suturas, escayolas, escáneres, análisis, cámaras diminutas, instrumentos quirúrgicos. Me fascinaba todo eso. Pero también me decepcionaba la falta de empatía que notaba en muchos médicos, y la escasa disposición a explicarme qué me pasaba, cómo evitar recaídas o cómo afectaría mi vida a futuro.

Empecé a pensar: "*No les importa*", "*¿serán siempre así?*", "*yo lo habría dicho de otra forma*", y, a veces, incluso: "*yo lo habría hecho mejor*". Imaginarme en su lugar fue una de las cosas que despertaron mi vocación.

A los dieciocho, medicina era ya una de las primeras opciones que consideraba. Pero me costó mucho decidir. Siempre tuve intereses diversos y elegir solo una carrera "para toda la vida" me parecía abrumador. Analicé los pros y contras de muchas carreras y reduje la lista a una docena. No descarté ninguna opción hasta que recibí el resultado del examen de admisión. Quedé entre los diez primeros entre miles de postulantes. Lo sentí como una señal. Así que confié en esa intuición y me inscribí en la facultad de medicina con convicción.

Por supuesto, terminar como paciente en un hospital no fue el único factor que me llevó a elegir esta carrera. Siempre me interesaron la biología, la ciencia y la tecnología. Además, compartía con mi madre —que era trabajadora social— ciertos rasgos humanitarios. Ayudar a otros me parecía una forma valiosa de ganarse la vida. Y, con suerte, una que no me aburriría con facilidad.

Mi formación religiosa también tuvo mucho que ver. En una época en la que aún luchaba contra mi orientación sexual —rodeado de homofobia, prejuicio religioso y acoso—, pensaba que dedicar mi vida a ayudar a otros podría volverme más aceptable a los ojos de los demás... y de Dios. Tal vez así podría tener una vida menos dolorosa.[1] En esos años, no había modelos positivos visibles de personas homosexuales. Por lo que veía a mi alrededor —en la Iglesia, en los medios, en la sociedad— las únicas opciones posibles eran: ser ridiculizado y discriminado, vivir escondido y avergonzado, ser golpeado o incluso asesinado, o morir de sida, solo y rechazado.

Pero avancemos unos años hasta la facultad de medicina. Tras los tres primeros años, centrados en el mundo riguroso y reconfortante de las ciencias básicas, empezamos nuestras prácticas hospitalarias. Pasamos de la certeza de la ciencia a la incertidumbre de la medicina clínica. Aprendimos, por ejemplo, que una enfermedad puede

1 La homofobia interiorizada explica, en muchos casos, por qué tantos hombres homosexuales tienden a sobreesforzarse en los estudios y en sus carreras profesionales como forma de compensar una baja autoestima y el temor al futuro. Esto se analiza, por ejemplo, en el libro *The Velvet Rage: Overcoming the Pain of Growing Up Gay in a Straight Man's World* de Alan Downs.

presentarse de formas muy distintas, y que el trabajo del médico es recolectar pistas para reconocerla.

También empezamos a recibir clases de médicos en ejercicio —no solo de profesores universitarios— y a rotar por distintos servicios hospitalarios, donde los médicos eran nuestros tutores. No estoy seguro de que estos tutores tuvieran tiempo específicamente destinado a enseñarnos; más bien, se asumía como parte de sus obligaciones en hospitales universitarios. Y aunque muchos lo hacían con entrega, en ocasiones su frustración era evidente, y la experiencia para nosotros como estudiantes no siempre era la mejor. Aun así, hoy agradezco su esfuerzo, su paciencia y todo lo que nos transmitieron. Y también agradezco no haber abandonado, a pesar de volver a estar rodeado de un ambiente cargado de frustración.

Durante los últimos años de la carrera, las prácticas clínicas aumentaron gradualmente. Pasábamos tiempo como internos en el servicio de nuestra elección, hacíamos investigación para la tesis, y también empecé a conocer los hospitales como lugares de trabajo. La imagen ideal que tenía de justicia, solidaridad o equidad fue desplazada por vivencias muy distintas: injusticia, juegos de poder, nepotismo, explotación, corrupción. Por cómo me criaron, despreciaba todo eso: el favoritismo, la corrupción, la sumisión interesada. Y comencé a preguntarme si realmente había un lugar para mí allí. Negarme a ciertos compromisos me llevó a tomar decisiones difíciles, que poco a poco me alejaron de casa.

Por ejemplo, para comenzar mi residencia inmediatamente después de graduarme, tuve que mudarme fuera de mi región. Pero eso también fue una oportunidad: vivir por mi cuenta, desarrollar habilidades, hacer amigos, tener mi primera experiencia como migrante... y disfrutar un poco también.

Durante la especialidad, tuve buenos mentores y formé amistades que aún conservo. Enfrenté desafíos, por supuesto, y vi mucho sufrimiento: no solo en los pacientes, sino también en otros médicos de todos los niveles. A veces tuve que defenderme y mantener mi motivación en alto a pesar del entorno.

Cuando terminé mi especialidad, atravesé mi primera gran crisis vital. Después de ver a tantos médicos frustrados, desmotivados y quemados durante mi formación, mi instinto de supervivencia se activó con fuerza. Llegado el momento de decidir mi futuro, lo único que pensaba era: *¡no quiero convertirme en uno de ellos!*

Sabía que en un ambiente corrupto iba a sufrir mucho si intentaba progresar sin traicionar mis principios. Como podía darme un tiempo sin trabajar y lo único que tenía claro era lo que no quería, me tomé una pausa. Reflexioné. Me hice muchas preguntas incómodas. Investigué opciones. Y finalmente decidí que migrar a un país con oportunidades más justas era la mejor alternativa.

Con el tiempo, suelo bromear diciendo: "Pensé que el pasto era más verde del otro lado... pero en realidad solo era otro tono de m***a". Lo que quiero decir con eso es que migrar no fue la solución.

Claro, tuve una buena carrera, aprendí muchísimo, crecí como médico, fui docente, participé y lideré varios proyectos, atendí a más de cincuenta mil pacientes, trabajé con excelentes colegas... pero aun con todo eso, muchas veces terminé siendo aquello que tanto quise evitar: otro médico frustrado.

El hecho de haber sido paciente en distintas etapas de mi vida —con experiencias buenas y malas— influyó profundamente en mi forma de ejercer. Me ayudó a forjar mis valores, mi actitud y mi ética profesional. Al inicio de mi carrera, tenía expectativas muy altas: quería ser un gran médico, compasivo, empático, bien preparado.

Pero pronto descubrí que sostener siempre esos estándares no es fácil. Las dificultades del entorno, las exigencias, las limitaciones del sistema y las dinámicas absurdas de muchos lugares de trabajo terminaron moldeando mi comportamiento sin que me diera cuenta. Y así, más de una vez me encontré siendo impaciente, apurado, agotado, frustrado o hasta malhumorado... justo lo que había jurado no ser.

¿Era solo un problema de expectativas poco realistas? En parte, sí. Una expectativa unilateral es como perseguir una ilusión. Pero también fue una llamada de atención. Me obligó a mirar dentro de mí y a mi alrededor para entender por qué, como tantos colegas, estaba mostrando síntomas claros de desgaste profesional.

Otra crisis me golpeó años después, cuando llegué a pensar seriamente en dejar la medicina y dedicarme a algo completamente distinto. Algo que me diera paz, armonía, amor. Lo hablé, lo imaginé... pero nunca actué. Algo me detenía. Me sentía perdido. Me aterraba tirar por la borda todos los años de sacrificio invertidos en dominar una profesión que, a veces, solo me traía dolor. Aún disfrutaba muchas partes de mi trabajo: cuidar a los pacientes, diagnosticar, aprender, enseñar... pero había tantas otras cosas que me hacían daño, que detestaba hacer o tolerar. ¿Valía la pena?

Fue en ese momento que conocí a Tony J. Selimi, coach de vida y negocios, y me invitaron a conversar con él sobre mis ideas para una carrera alternativa. Nos reunimos a tomar un café, tuvimos una primera sesión... y desde entonces no dejé de trabajar con él. Rápidamente descubrí que en el fondo no quería dejar la medicina. Seguía amando mi profesión. Lo que me hacía sufrir era el entorno, la forma en que se estaba *obligando* a los médicos a trabajar.

Con paciencia y compromiso, me lancé a un camino de introspección profunda. Aprendí mucho sobre mí mismo, sobre el comportamiento humano y empecé a transformar mi manera de ser. Descubrí que, cambiando mi forma de ver las cosas, podía convertir la frustración en una fuente inagotable de empoderamiento. Eso me devolvió la energía y la confianza para seguir ejerciendo con más claridad.

Continué trabajando intensamente con Tony, organizando las ideas que tenía sobre cómo mejorar el ambiente laboral para los médicos, cómo transformar los hospitales y el sistema de salud. Muchas veces abordábamos los mismos temas que me hacían enojar. Con una mirada inquisitiva, y gracias a todo lo que había invertido en desarrollo personal, empecé a notar en mí y en otros los efectos lentos pero persistentes de la frustración acumulada.

Después de haber atravesado varios desafíos y haber aprendido tanto en el camino, sentí una necesidad profunda de compartir lo aprendido. Sé que puede ayudarte si estás viviendo algo similar. Y también puede ser útil para quienes tienen poder de decisión y quieren entender mejor la situación, adquirir una perspectiva más humana y encontrar herramientas reales para crear un entorno de trabajo donde todos podamos prosperar.

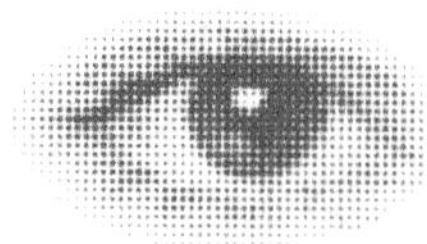

DEJA DE IGNORAR, EMPIEZA A PRESTAR ATENCIÓN

—Doctor, cuando presiono aquí, me duele. ¿Qué debería hacer
—¡Deja de presionar!

Este chiste médico, aunque simple, me resulta muy ingenioso porque se puede interpretar de varias formas. Una de ellas es que, a veces, la causa —e incluso la solución— están justo frente a nosotros, si tan solo logramos *conectar los puntos.* No pude evitar preguntarme si esta pequeña broma puede enseñarnos algo sobre las raíces de algunas de las crisis más urgentes que afectan hoy a la profesión médica: constantes cambios de lugar de trabajo, reducción de horas laborales, jubilación anticipada, abandono de la carrera, migración, agotamiento, problemas de salud mental y suicidio.

Estamos acostumbrados a analizar estos problemas de forma aislada, y tiene sentido hacerlo. Por ejemplo, una vez que alguien es diagnosticado con un trastorno específico, es fundamental que reciba apoyo especializado y, en algunos casos, tratamiento. Pero al mismo tiempo, creo que es importante preguntarnos qué tienen todos estos problemas en común, por qué sus tasas parecen ir en aumento con el tiempo y qué se puede hacer para prevenir que ocurran. Como siempre, prevenir es mejor que curar.

Como si estos eventos vitales no fueran ya lo suficientemente preocupantes o trágicos por sí solos, hay otro factor que agrava la situación y que exige una solución urgente: todos estos problemas comparten un denominador común, que es la disminución progresiva de la fuerza laboral médica. Mientras tanto, la carga de trabajo va en aumento —debido al envejecimiento de la población, al incremento de comorbilidades, a mejoras en la precisión diagnóstica, etc.— lo que genera un desbalance creciente entre la cantidad de trabajo y el personal disponible. En resumen: hay menos médicos para atender más trabajo, y eso es insostenible.

De todos los temas que mencioné, hay dos que sobresalen por su gravedad y complejidad: los problemas de salud mental y el suicidio. Claro que, como cualquier otra persona, los médicos pueden enfrentar estas situaciones por motivos que no tienen nada que ver con la profesión. Aun así, algo debe explicar por qué estas tasas son más altas en los médicos que en otros profesionales o en la población general.

Si dejamos de lado por un momento los problemas de salud mental y el suicidio, lo cierto es que los demás tienen algo más en común: todos son síntomas de una enfermedad relacionada con la profesión médica. Hay algo que hace que los médicos dejen de sentir amor por su vocación, que se apaguen años después de haber sentido el llamado inicial. Y ese mismo factor podría ser clave para entender también el burnout.

Después de haber experimentado personalmente algunos de estos problemas, de haberlos visto en colegas y estudiantes durante años, y de haber leído bastante sobre el tema en artículos especializados y libros, mi mente curiosa empezó a unir las piezas.

Si les preguntas a colegas por qué decidieron cambiar de hospital, reducir su jornada, jubilarse antes de tiempo o incluso mudarse de país o abandonar la medicina por completo, es común que mencionen una lista de problemas que, con el tiempo, se volvieron imposibles de sobrellevar. Llegó un punto en que dijeron: "¡Ya no más!" y buscaron otra opción.

En teoría, los empleadores deberían recabar información sobre estos casos —por ejemplo, haciendo entrevistas de salida—, pero muchas veces este proceso se hace mal, se delega en encuestas frías y rígidas, o directamente no se hace. Así se pierde la oportunidad de entender por qué los médicos se van y, peor aún, se pierde la posibilidad de retener talento.

La verdad es que se puede hacer mucho antes de llegar al punto de quiebre.

Como médicos, muchos de nosotros estamos acostumbrados a quejarnos de los problemas que nos frustran en el trabajo. Lo hacemos con colegas, con nuestras parejas, con amigos. Incluso los más reservados o sabios terminan desahogándose de vez en cuando, solo para "liberar presión" y seguir adelante. Estas quejas cumplen una función parecida a la válvula de una olla a presión: sueltan vapor (es decir, verbalizan el estrés) para que la presión no llegue a niveles peligrosos. Pero ¿de verdad estamos diseñados para funcionar como ollas a presión? ¿Y si esa válvula no alcanza?

Mucho se ha escrito sobre el estrés y los efectos que tiene el estrés "negativo" —ese que es persistente, repetitivo, evitable— sobre nuestras mentes, cuerpos y, en una escala mayor, sobre las organizaciones, la sociedad e incluso países enteros. Una de las dificultades al estudiarlo es lo subjetivo que resulta: no hay una herramienta precisa para medirlo. Y como no podemos medirlo del todo, no lo reconocemos ni lo abordamos de forma adecuada en los espacios laborales. Casi siempre dejamos que sea cada individuo quien evalúe su nivel de estrés y busque cómo manejarlo. Rara vez miramos qué lo causa.

¿Pero y si hubiera otra forma de abordarlo?

Cuando nos quejamos de lo que nos frustra, ¿no estamos en realidad hablando de lo que nos estresa? Y si esas frustraciones se repiten día tras día, ¿no estamos hablando de un estrés crónico? Y si nos quejamos de cosas que nunca cambian, ¿no acabamos de señalar una causa de estrés persistente que sí se podría modificar?

¿Por qué no usar las frustraciones como una herramienta para medir el estrés y detectar sus causas?

Sé que, desde una mente científica, pueden surgir objeciones. Así que aclaro: claro que se podrían hacer estudios para medir cómo la reducción del estrés afecta los problemas que enfrentamos los médicos, usando las estrategias que propongo en este libro para identificar, reducir y eliminar las frustraciones. Así veríamos qué temas tienen una relación directa y cuáles no, por tener múltiples factores involucrados.

Estimo que un estudio así tomaría entre cinco y diez años. Pero no creo que podamos darnos el lujo de esperar tanto antes de actuar frente a la avalancha de problemas que amenaza a nuestra profesión, solo por el afán de ser científicamente rigurosos.

Es ampliamente aceptado que hacer un estudio aleatorizado para demostrar que usar paracaídas reduce muertes sería innecesario e inmoral. Lo mismo aplica para administrar oxígeno a alguien con saturación peligrosamente baja: hay soluciones que se aplican sin esperar los resultados de largos ensayos clínicos.

Y seamos honestos: ¿cuántos médicos aceptarían formar parte de un grupo de control donde el nivel de estrés y frustración no cambia por años?

Entonces, ¿qué podemos hacer?

Podemos elegir ver *oportunidades* de aprendizaje, innovación o mejora... o enfocarnos solo en los problemas. Lo que elijamos determinará los resultados. Así que ¿por qué no entrenar nuestra mente para ver *oportunidades* donde antes solo veíamos frustración?

En otras palabras, podemos seguir ignorando... o podemos empezar a prestar atención a las *frustraciones como señales* que nos indican de dónde proviene el estrés entre los médicos, especialmente en el entorno laboral.

En lugar de ver las quejas como simples desahogos entre colegas —o como cargas que otros nos imponen y que a veces nos hacen sentir peor— podríamos empezar a escuchar, registrar, detectar patrones, analizar, encontrar soluciones concretas y, finalmente, aplicarlas.

Hablar directamente con médicos, hacerles preguntas y escuchar con atención, realizar entrevistas, siempre ha sido una excelente manera de obtener información sobre un entorno de trabajo. Algunos podrían considerar este enfoque poco científico al principio, e incluso etiquetarlo como "chisme". Pero si uno observa bien, verá que este método es común en muchas disciplinas —la antropología, por ejemplo— e incluso en nuestra propia práctica, cuando recopilamos el historial de un paciente. Por supuesto, cuando se trata de grandes volúmenes de profesionales, es necesario diseñar métodos alternativos para recolectar información.

Las encuestas y formularios suelen utilizarse con este fin, aunque también tienen sus limitaciones: baja tasa de respuesta, carácter pasivo (la persona debe tener la voluntad de responder) o el hecho de que las preguntas ya están definidas, por lo que solo se obtiene información de lo que uno ya pensó en preguntar. ¿Y qué pasa con esas preguntas que ni siquiera se nos ocurrieron?

El uso de preguntas cerradas y respuestas prediseñadas no solo limita el nivel de detalle, sino también la precisión de los datos recopilados. ¿A quién no le ha pasado completar una encuesta sin encontrar una opción que realmente lo represente, y terminar eligiendo algo que no refleja del todo su realidad solo para poder avanzar?

Por el contrario, las preguntas abiertas permiten mayor profundidad, pero requieren interpretación, análisis y organización posterior. En encuestas pequeñas, esto puede hacerse manualmente y suele generar información muy valiosa, pero a gran escala, esto ha sido prácticamente inviable... hasta hace poco.

El uso de aplicaciones móviles ha incrementado mucho nuestra interacción con la tecnología, y la posibilidad de comunicación en tiempo real ha ampliado enormemente nuestra capacidad de recopilar datos. La tecnología vestible (como relojes inteligentes o sensores) también está ganando terreno. Sin embargo, para analizar e interpretar toda esta información se necesita otro tipo de tecnología que supere las limitaciones humanas.

Con la llegada de la inteligencia artificial y el aprendizaje automático, están surgiendo nuevas posibilidades para el análisis de datos en un panorama que evoluciona rápidamente. Y cuando se trata de imaginar aplicaciones tecnológicas, muchas veces es nuestra imaginación el verdadero límite.

¿Qué pasaría si la tecnología pudiera analizar nuestras conversaciones —escritas o habladas—, detectar y comunicar nuestras frustraciones comunes como médicos? ¿Qué pasaría si pudiera identificar nuestros niveles de estrés, enojo o frustración, y ayudar a determinar sus causas? ¿Y si pudiera monitorear estos niveles en tiempo real a lo largo del día? ¿Y si esa información no solo sirviera para diseñar soluciones o sistemas, sino que también pudiera corregir situaciones al instante a través de mecanismos de retroalimentación?

Por ejemplo, ¿qué pasaría si nuestra computadora —o cualquier otro dispositivo— pudiera detectar que nos está irritando y ajustar automáticamente su funcionamiento para no generar más molestia?

Sé que todo esto abre un abanico de dudas sobre la privacidad, la protección de datos, cuánto estamos dispuestos a compartir sobre nuestras emociones, pensamientos o vida privada, y qué tan cómodos nos sentimos con que una máquina pueda "medirnos". Desde una visión distópica del futuro, esto podría volverse en nuestra contra. Pero desde una mirada optimista y futurista, estas tecnologías podrían mejorar radicalmente nuestro bienestar, productividad, eficiencia y capacidad de análisis, además de facilitarnos el acceso a información útil.

Personalmente, creo que estas tecnologías seguirán desarrollándose, nos guste o no. Por eso, lo más inteligente es tomar el control, participar activamente en su diseño y asegurarnos de que se implementen de forma que beneficien a los médicos, anticipándonos también a los problemas que puedan surgir.

Porque como bien sabes —y como veremos en otro capítulo—, gran parte de la tecnología actual no fue diseñada por médicos ni con su participación, y muchas veces eso la convierte en una fuente de frustración. Por eso, tener la oportunidad de influir en la tecnología que utilizaremos en el futuro es algo que no podemos dejar pasar. Empoderar a los médicos es un paso clave para construir ese futuro tecnológico de la salud que tanto necesitamos.

La pregunta entonces es: ¿qué más podemos hacer mientras tanto, con la tecnología que ya tenemos a nuestro alcance?

En los capítulos que siguen, hablaré de algunos problemas frecuentes que me encontré una y otra vez, junto con posibles soluciones, empezando por aquellas que sí están en nuestras manos. Un sentimiento común que he vivido y visto en muchos colegas es la sensación de *impotencia*: creer que no tenemos control sobre los problemas que nos afectan, asumir que las soluciones dependen de fuerzas externas inalcanzables, y terminar sintiéndonos atrapados y sin poder.

Pero como verás, nuestras percepciones suelen estar distorsionadas o incompletas, y tenemos muchas más alternativas de las que creemos. Confío en que recuperar el sentido de autonomía profesional —sentir que podemos tomar decisiones sobre nuestras vidas laborales— será un gran paso adelante. Porque muchas de las soluciones que solemos considerar dependen de decisiones que están fuera de nuestro alcance. Por eso me he enfocado no solo en proponer esos cambios a quienes tienen el poder de decisión, sino también en cómo mejorar nuestras habilidades de comunicación para convertirnos en defensores eficaces del cambio que tanto necesitamos.

En resumen,

- Ignorar las frustraciones es lo que genera estrés innecesario.
- A pesar de los esfuerzos actuales, los problemas que afectan a los médicos siguen en aumento.
- Quejarse no resuelve las frustraciones.
- Los distintos problemas que sufrimos tienen raíces comunes.
- Los modelos y soluciones que se han propuesto no están dando los resultados prometidos.
- El estrés crónico lleva a muchos médicos a sentirse insatisfechos, buscar salidas, desarrollar trastornos mentales, abandonar la profesión y, lamentablemente, caer en tasas crecientes de suicidio.

- Empoderar a los médicos es la forma de interrumpir este círculo de frustración.

Antes de que pases al siguiente capítulo, quiero dejarte un mensaje que vale la pena compartir:

> Los médicos empoderados son catalizadores de una transformación de la salud con propósito.

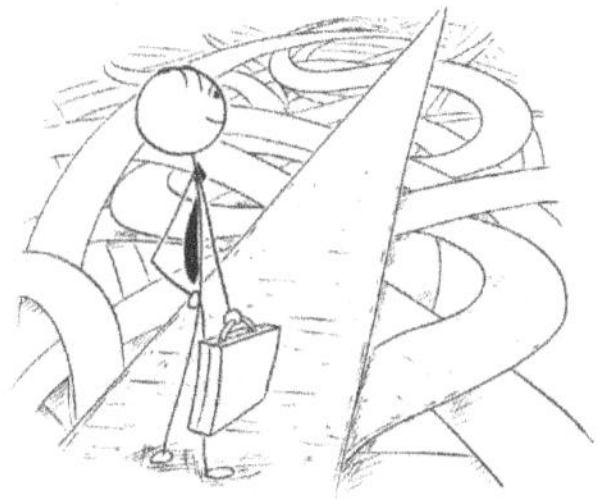

ADIÓS A LA CRISIS, HOLA A LA PLANIFICACIÓN

¿Te suena la famosa serie de televisión *Star Trek*? En cada episodio, en algún momento, surge una amenaza que pone en peligro a la nave y a toda su tripulación. La respuesta es inmediata: se activa la alerta roja, lo que significa que "todo el personal debe acudir a sus puestos".

Este recurso sin duda captaba y aumentaba nuestra atención como espectadores. Alimentaba nuestro gusto por la aventura, el peligro, la emoción, la creatividad, la incertidumbre y la curiosidad. Cada capítulo giraba en torno a una crisis específica y su resolución, y eso la volvía adictiva, entretenida y exitosa.

Ahora imagina qué hubiera pasado si los guionistas de esta épica serie hubieran acumulado crisis tras crisis en un solo episodio. ¿Te mantendría enganchado escuchar alertas rojas cada pocos minutos, sin resolver la primera? Lo más probable es que perdieras el interés antes de que terminara la primera media hora. ¿Por qué? Porque ante estímulos repetitivos de peligro, nuestra reacción cambia de atención a irritación. Y más allá de compadecernos de la tripulación, cambiaríamos de canal… y la serie habría sido cancelada.

Lo cierto es que algo muy parecido les ocurre a los médicos que trabajan en muchos hospitales modernos. Como no se puede controlar la llegada de pacientes a los servicios de emergencia,[2] las fluctuaciones en el número de ingresos provocan que, en ciertos días, la demanda (es decir, la cantidad de pacientes que requieren atención al mismo tiempo) supere la capacidad (por ejemplo, el número de camas disponibles), y se emitan alertas en toda la organización para pedir apoyo. Pero si ese apoyo no llega —por falta o escasez de recursos—, muchos médicos acaban saturados. Y si esto se vuelve la norma, no la excepción, buscarán otro empleo, igual que los espectadores de ese hipotético episodio interminable de *Star Trek* cambiarían de canal.

Tiene sentido en teoría, pero veamos más a fondo.

Los recortes presupuestarios en salud han provocado, primero, el cierre de hospitales pequeños. Luego vinieron las fusiones de centros, la centralización de servicios de apoyo, la externalización de muchos procesos, y más tarde el cierre de salas y la reducción de camas y personal.

La intención declarada de fondo era promover la eficiencia, estimular la productividad y fomentar formas alternativas de atención que no requirieran hospitalización. Y todos podemos estar de acuerdo con esos objetivos (¿quién no quiere un sistema de salud flexible, menos invasivo, más cómodo?). Pero no hace falta ser un Nobel para darse cuenta de que la productividad y eficiencia aplicadas al cuidado hospitalario tienen un límite natural: la velocidad con la que el cuerpo humano puede sanar (a menos, claro, que estemos a bordo de la nave Enterprise con tecnología de curación instantánea).

Inevitablemente, llega un punto en el que la oferta no alcanza para cubrir la demanda. Y, además, este modelo no toma en cuenta que la

2 Salvo en situaciones excepcionales, cuando las emergencias en ambulancia pueden ser desviadas temporalmente hacia otros hospitales.

demanda de servicios médicos ha ido en constante aumento por una combinación de factores: crecimiento poblacional, envejecimiento, falta de inversión en prevención, estilos de vida poco saludables, pobreza, efectos secundarios de tratamientos, y acumulación de enfermedades (comorbilidades).

Antes, los días en que los hospitales no daban abasto eran excepcionales e impredecibles (salvo en épocas de feriados). En esos casos se enviaban alertas internas para pedir ayuda. Pero en los últimos años, esta situación se ha vuelto casi cotidiana en muchas instituciones.

Debido al aumento de enfermedades infecciosas durante el invierno, históricamente se trabajaba más en esa temporada, con algunos días complicados. El verano, más tranquilo, permitía ponerse al día con tareas administrativas, capacitación, gestión, e incluso tomar vacaciones sin afectar la atención. Sin embargo, en los últimos años, por el aumento sostenido de la demanda y la reducción de recursos, ya no hay una "temporada baja": los hospitales operan a máxima o sobrecapacidad todo el año.

Tal como la nave Enterprise, los hospitales han adoptado sistemas de alerta para convocar al personal frente al peligro. Lo que antes era un llamado esporádico se ha vuelto una súplica casi diaria. ¿Y cuál es el verdadero efecto de esto?

Además del riesgo evidente de que la gente deje de reaccionar con urgencia —como en la fábula de *Pedro y el lobo*—, esta constante presión genera un estrés excesivo. Y la dura realidad es que muchos hospitales no tienen "médicos de reserva" listos para intervenir. Así que quienes ya están trabajando deben dejar tareas de lado para hacer frente a la crisis. Esto no solo implica actividades administrativas, educativas o de gestión, sino también cosas como revisar resultados, dictar cartas médicas o revisar informes clínicos.

Y cuando estas alertas suenan todos los días, se vuelve casi imposible que la organización considere aliviar la carga de trabajo o ajustar las expectativas. En el mejor de los casos, algunas fechas límite se posponen. Incluso durante los picos de la pandemia de COVID, muchas de las actividades que se suspendieron —como responder quejas, investigar riesgos menores, organizar evaluaciones, capacitaciones obligatorias o educación continua— siguieron acumulándose. Al final, todo eso quedó pendiente, junto con una montaña de consultas, exámenes y procedimientos suspendidos.

¿Puedes imaginar qué pasaría si la tripulación de la Enterprise enfrentara alertas rojas constantes y no pudiera terminar sus tareas diarias? Terminaría hecha pedazos.

Entonces, ¿qué podríamos hacer diferente?

Si observamos la naturaleza y la tecnología, notamos algo en común: la mayoría de los sistemas están diseñados con *márgenes de reserva* para absorber fluctuaciones. Por ejemplo, nuestros cuerpos regulan eficientemente las variaciones en alimentos y líquidos para mantener condiciones internas estables —eso se llama homeostasis—. Varios mecanismos internos permiten que nuestro cuerpo mantenga el pH de la sangre relativamente constante, aunque comamos vinagre o tomemos antiácidos.

Lo mismo ocurre con muchos sistemas diseñados por ingenieros. Están hechos para resistir entradas mayores o menores que las habituales sin romperse: los metales de las alas de un avión o la estructura de un puente, por ejemplo, toleran vibraciones o tensiones extra sin colapsar. Otro ejemplo: los sistemas que usamos a diario para ver series, hacer videollamadas o participar en webinars sin interrupciones. Esto es gracias a pequeños márgenes de tolerancia que absorben las variaciones del flujo de datos en Internet.

Entonces, ¿por qué no tenemos esos márgenes en los hospitales?

Una pequeña parte de esta situación depende de limitaciones prácticas. Por ejemplo, al rediseñar servicios dentro de un hospital ya existente, muchas veces hay que adaptarse a una infraestructura física que no permite expandirse. Así es como, por ejemplo, terminamos con salas de espera demasiado pequeñas para la cantidad de pacientes o con consultorios insuficientes.

Pero cuando hablamos de niveles de personal, una cultura enfocada en maximizar la eficiencia puede terminar siendo un arma de doble filo si no se maneja con cuidado. Existe una percepción común que glorifica el estar ocupados todo el tiempo, y a veces incluso se describe este esfuerzo como heroico. Sin embargo, cuando los médicos solicitan más personal, a menudo se enfrentan a preguntas como: "¿Y qué harán esos médicos el resto del día?" o respuestas negativas del tipo: "No puedo justificar tener X médicos o enfermeros en un área que solo atiende a Y pacientes por día."

Lo que muchas veces olvidamos es que la eficiencia se vuelve más necesaria precisamente en tiempos de crisis, para poder enfrentar un aumento repentino en la demanda y volver rápidamente a la normalidad sin que los efectos negativos se propaguen por todo el sistema.

En esto, podríamos aprender algunas cosas del modelo militar. Ellos siempre cuentan con soldados de reserva listos para actuar cuando se les necesite. Tener médicos de reserva en el sistema de salud permitiría afrontar con mayor agilidad los picos de demanda sin que se acumulen retrasos importantes. Y eso vale la pena considerarlo. En algunos países, ya existen médicos y enfermeros de "flotación" o reserva como parte de su estructura.

Hace algunos años, luego de rediseñar y reabrir un servicio en una nueva zona del hospital, algunos directivos lo visitaron pocos días después de inaugurado y comentaron de forma despectiva que la sala de espera se veía vacía, "como un barco a la deriva".

Ese comentario me hizo reflexionar. Si bien era cierto que el servicio aún no estaba funcionando a pleno, comprendí que una sala de espera llena no es precisamente una señal de *eficiencia* ni tampoco un buen indicador de éxito en el lanzamiento de un servicio. Lo cierto es que, con una planificación adecuada de las citas y una buena organización del flujo de pacientes, la sala de espera —es decir, el amortiguador del sistema— nunca debería estar saturada.

Diseñar sistemas eficaces implica también que tengan una capacidad extra que les permita absorber las fluctuaciones sin comprometer el rendimiento general.

¿Y qué significaría tener ese margen de maniobra en el contexto hospitalario?

Por ejemplo, contar con departamentos lo suficientemente amplios como para recibir a todos en los momentos de mayor actividad; tener la cantidad adecuada de médicos y enfermeros para que, en un día "normal", no sea necesario correr todo el tiempo, con consultorios que no estén saturados de citas y con salas que no estén completamente llenas, de modo que sea posible atender a más pacientes cuando la situación lo requiera. También podría significar contar con personal que, además de cumplir lo básico, tenga asignadas otras tareas no clínicas que puedan postergarse o reubicarse temporalmente si se presenta una necesidad urgente.

Aunque la mayoría de los contratos y planes de trabajo incluyen tiempo protegido para este tipo de actividades, en la práctica —y en un clima constante de crisis— es poco común que realmente se respete ese tiempo. El trabajo administrativo consume casi todo el tiempo disponible, dejando poco o nada para lo demás. Y considerando que los profesionales de la salud debemos —y queremos— mantenernos actualizados, desarrollar nuevas habilidades o perfeccionar las que ya tenemos, verse limitado a hacer solo atención clínica al máximo ritmo es una fuente adicional de frustración.

En cualquier toma de decisiones, conviene mirar ambos lados de la moneda.

Tener más médicos implica mayores costos en salarios, más responsabilidades operativas, más espacio físico, entre otros factores. Y probablemente ese sea uno de los principales argumentos en contra desde el punto de vista gerencial. Pero, ¿qué pasa con los beneficios ocultos que podrían incluirse en el análisis costo-beneficio?

Está ampliamente demostrado que cuando las personas trabajan bajo presión constante, su eficiencia se reduce. No solo disminuye la velocidad y aumentan los errores —con repercusiones que afectan tanto al profesional como a la reputación y las finanzas de la institución—, sino que también aumenta el ausentismo por enfermedad. Además, la lealtad hacia la organización cae, y el deseo de colaborar de manera voluntaria disminuye considerablemente. Algunos incluso se vuelven más exigentes en cuanto a compensación (es decir, "Si me van a hacer la vida imposible, más vale que me paguen bien"), anulando cualquier supuesto ahorro en salarios. Y lo mismo aplica para los médicos. Si hubiera más personal disponible, se podría aprovechar ese "tiempo libre" para trabajar en mejoras de procesos, lo que aumentaría la eficiencia y reduciría el desperdicio.[3]

Existe una idea equivocada muy extendida: que los médicos, en momentos de menor actividad, abusarían de su libertad. Pero eso no toma en cuenta la realidad diaria, donde muchos de nosotros apenas tenemos tiempo para descansar. Como médicos, nuestra motivación

3 Pérdida de tiempo, recursos, procesos, dinero, entre otros aspectos.

principal es brindar una atención de calidad. Por eso, cuando contamos con espacios de menor carga asistencial, los aprovechamos para hacer cosas que mejoran nuestra productividad, fortalecen el servicio en el que trabajamos, nos permiten participar en investigación, desarrollar otros intereses, perfeccionar habilidades y, también, atender nuestras vocaciones personales.

El deseo de crecer, mejorar y superarse está profundamente arraigado en nuestra naturaleza, y los médicos no somos la excepción. Si bien cada quien lo expresa a su manera, en general compartimos una aspiración común: ofrecer una atención médica de calidad. Sin embargo, como seres humanos, cada uno de nosotros tiene un conjunto de valores prioritarios único. Al hablar de valores, me refiero a los motores internos que guían nuestras acciones: lo que nos importa y en lo que invertimos tiempo y energía.[4] Y precisamente por tener prioridades distintas, es fundamental que el tiempo no clínico contemple una variedad de opciones: una sola fórmula no funciona para todos.

Veamos ahora otras formas en que los hospitales pueden fallar en equilibrar la demanda con la capacidad.

Un error frecuente en muchos centros de salud es la falta de planificación anticipada frente a eventos predecibles. No me refiero a modelos estadísticos complejos que proyectan el comportamiento de enfermedades como vimos durante la pandemia de COVID-19, sino a aspectos recurrentes: feriados, rotaciones académicas, picos estacionales de enfermedades, licencias por maternidad o paternidad, etc.

Muchos médicos que leen esto seguramente se identificarán con el esfuerzo de buscar soluciones de último minuto para problemas que se repiten cada año, como cubrir adecuadamente los turnos durante Navidad. El único factor variable suele ser cuántos días festivos

4 Puedes profundizar en este tema en *The Values Factor* de Dr. John Demartini y en *The Unfakeable Code®* de Tony J. Selimi.

hay en ese periodo, pero el enfoque para resolverlo puede y debería mantenerse constante. Aun así, a menudo nos vemos obligados a improvisar por no retener al personal que ya sabía cómo hacerlo o por la falta de guías prácticas que expliquen el procedimiento, o por no tener tiempo de revisarlas cuando existen.

De todas formas, estas dos estrategias no son equivalentes. Retener a buenos empleados (que conocen los procesos) y aumentar su satisfacción laboral no puede reemplazarse con burocracia (manuales, instrucciones, protocolos). Las empresas multinacionales más exitosas ya lo han entendido, y desde hace tiempo están enfocadas en cuidar mejor a su gente. A los hospitales también se les ha instado a seguir ese camino. Durante la pandemia, surgieron muchas iniciativas de bienestar para el personal, pero no todas tuvieron impacto real o llegaron a quienes las necesitaban. ¿Quién tiene tiempo para una clase de yoga después de un turno extenuante, o para buscar una sala de descanso ubicada en algún rincón remoto del hospital?

Otra cuestión clave es cómo el exceso de control puede entorpecer la respuesta ante emergencias. Algunas instituciones de salud, en su afán por controlar los gastos, adoptan prácticas disfuncionales.

Si observamos los organismos vivos, tienen estructuras jerárquicas en las que sistemas, órganos, tejidos y células se comunican en ambos sentidos y cumplen funciones específicas. Las tareas se delegan a niveles más bajos, mientras que los centros de control supervisan el conjunto y toman decisiones superiores. Cuando esta comunicación o estructura se interrumpe, el organismo enferma... o muere.

Lo mismo pasa en una organización que basa su funcionamiento en la imposición unilateral (ordenar sin escuchar) y concentra todo el poder. Con el tiempo, este tipo de modelo se vuelve disfuncional, hasta que colapsa o es absorbido por otra institución.

Por ejemplo, trabajé en hospitales donde, para autorizar un turno adicional fuera del horario habitual a través del banco o personal de guardia, se requería llenar un formulario físico, conseguir dos firmas de distintos niveles jerárquicos y luego presentar la solicitud ante un comité que se reunía una vez por semana. Un proceso similar se aplicaba para que ese turno fuera finalmente pagado. Como puedes imaginar, esto provocaba enormes retrasos para cubrir esos turnos, dejaba servicios esenciales con personal insuficiente, y generaba demoras y errores en los pagos. El resultado: un aumento en la insatisfacción del personal y una drástica disminución en quienes estaban dispuestos a aceptar turnos adicionales.

La falta de delegación efectiva es conocida como microgestión, y vivirla como médico es una fuente más de frustración. Prestar atención a este tipo de problema puede ayudar a los equipos de gestión a mejorar sus programas, incorporando herramientas del coaching organizacional y la consultoría para construir una relación más colaborativa entre directivos y médicos.

Otro fallo frecuente en la planificación es no considerar la carga real de trabajo ni los tiempos necesarios para cumplir con todas las responsabilidades no clínicas en los planes de trabajo de los médicos.

El resultado es que muchos deben lidiar con múltiples plazos superpuestos: presentar la declaración de impuestos, preparar la evaluación anual, revisar el plan de trabajo del año siguiente, aplicar a incentivos o bonificaciones, preparar presentaciones, asistir a cursos, entre otros.

Mi expareja solía bromear que yo estaba *casado con la medicina*, al verme dedicar tantas horas de mi tiempo libre a estas tareas acumuladas.

Aunque no podemos cambiar la fecha nacional de entrega de la declaración fiscal, sí podríamos distribuir mejor el resto de las tareas a lo largo del año. Solo se necesita coordinación y comunicación *bilateral*. En este momento, cada departamento puede establecer fechas límite sin tener idea de lo que hacen los demás ni del plan de trabajo, la carga laboral o los proyectos activos de cada médico.

A veces, además, la forma en que se comunican los departamentos parece más la de un pequeño dictador: imponen tareas y fechas como si fueran órdenes, sin preguntar disponibilidad ni buscar una solución realista.

Muchos estarán de acuerdo en que recibir decenas de correos con instrucciones y plazos, esperando que simplemente digas "sí", o de lo contrario parezcas irresponsable ante tus jefes, no es un método eficaz. Menos aún cuando vienen con recordatorios y exigencias, como si uno fuera un niño justificando tareas en la escuela.

Desde una perspectiva más optimista, creo que si tuviéramos plena visibilidad de la carga de trabajo, los calendarios y los plazos, y si alineáramos esa carga con el tiempo realmente disponible, no solo se reducirían estos correos insistentes y las conversaciones incómodas, sino que además los directivos podrían tener una herramienta precisa para calcular cuántos médicos necesita realmente la organización.

En resumen, hay medidas concretas que podemos tomar para pasar de una gestión basada en crisis a una planificación efectiva del trabajo médico. Aquí algunas sugerencias:

- Mantener una reserva constante de médicos.
- Implementar una planificación amplia que contemple tanto crisis previsibles como escenarios de incertidumbre.
- Adoptar un estilo de gestión ágil, con mayor delegación.
- Mejorar la organización, el uso compartido y la gestión de los calendarios de trabajo.

Antes de pasar al siguiente capítulo, dejo una idea que vale la pena compartir:

> Una gestión integral de la carga de trabajo y del personal reduce el estrés.

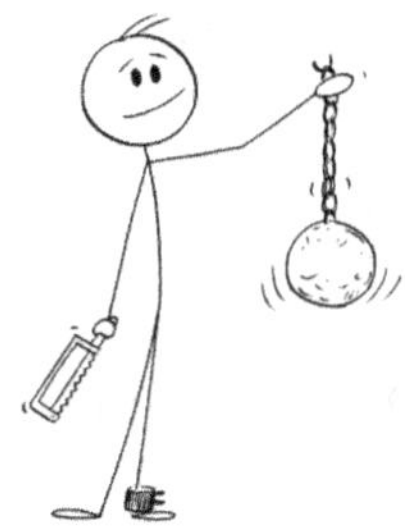

COMBINAR COMPETENCIA CON AUTORIDAD DELEGADA ES EMPODERAR

Como médicos, a veces nos encontramos con mensajes emergentes en la computadora que dicen cosas como: "No tienes autorización para realizar esta tarea", "Acceso denegado", "El administrador bloqueó el acceso", "Se requiere autorización de...", "Comunícate con el administrador del sistema", y así sucesivamente.

Todos hemos vivido experiencias similares en nuestra vida personal, como cuando usamos una computadora que no es la nuestra, o incluso la propia si no hemos iniciado sesión como administradores, o al intentar acceder por error a zonas restringidas de un sitio web. ¿Me equivoco si supongo que ninguno de ustedes, queridos lectores, es un hacker profesional?

A veces probamos con otro usuario, ajustamos configuraciones de seguridad o llamamos al soporte técnico; en ocasiones, simplemente desistimos y buscamos otra forma de hacer lo que queríamos.

Pero ¿qué pasaría si este tipo de mensajes apareciera al intentar realizar tareas sencillas en tu trabajo como médico?

Además de frustrarte por hacerte más lento e ineficiente, ¿cómo crees que eso afectaría la atención que recibe el paciente? ¿Se sentiría bien atendido? ¿Tendría la impresión de que respetamos su tiempo? ¿Confiaría en nuestras habilidades y en la organización que nos respalda?

Al hacernos estas preguntas comenzamos a darnos cuenta de que hay un problema. En algunas instituciones de salud, esto ocurre casi a diario; no necesariamente con mensajes en la pantalla, pero sí con trabas administrativas que obligan a los médicos a perder tiempo sorteando restricciones que les impiden acceder a opciones diagnósticas o terapéuticas para sus pacientes.

Las razones detrás de estas limitaciones pueden ser muchas: desde controlar el gasto, evitar el uso excesivo de recursos escasos, reducir la exposición a radiación o sustancias tóxicas, hasta prevenir confusiones entre productos con nombres similares.

Con frecuencia, estos sistemas de control y seguridad se diseñan de modo que los médicos con menos experiencia tengan más restricciones, y los más experimentados, menos. Pero si ese diseño se discutiera a fondo con quienes realmente lo usan, probablemente señalarían el mismo problema: los médicos jóvenes a menudo siguen indicaciones de un especialista con más experiencia, pero no pueden ejecutar ciertas tareas simples que les fueron delegadas, lo que lleva a retrasos perfectamente evitables.

En un hospital donde trabajé, por ejemplo, tenía que solicitar yo mismo ciertos análisis de sangre que ni los médicos residentes ni las enfermeras podían pedir, a pesar de que estaban alineados con mi plan de tratamiento. Entonces la pregunta es: ¿es ese un uso eficiente del tiempo de un médico consultor?

Incluso yo, siendo un médico senior con años de experiencia, en ocasiones me encontraba con restricciones para ordenar estudios o recetar medicamentos. A veces no había una solución inmediata, especialmente fuera del horario de oficina, o porque el proceso para resolverlo estaba cargado de capas burocráticas difíciles de superar.

Algunas restricciones rozaban lo absurdo.[5] En ciertos hospitales, sustancias económicas e inofensivas, muchas de ellas vendidas como suplementos en supermercados o tiendas naturistas, solo podían ser recetadas por un pequeño grupo de especialistas. Otras, respaldadas por evidencia científica,[6] habían sido eliminadas del formulario institucional (la lista oficial de lo que se puede recetar), supuestamente para ahorrar dinero. Lo paradójico es que, mientras se limitaba el uso de productos seguros y baratos, cualquier médico con licencia podía ordenar pruebas carísimas o recetar medicamentos con riesgos y efectos secundarios conocidos.[7]

Conté este ejemplo no solo porque evidencia lo ridículo que puede ser ahorrar centavos en un presupuesto médico inmenso, sino también porque revela una consecuencia más sutil: justo en ese momento, yo acababa de completar una serie de cursos internacionales sobre nutrición y tenía conocimiento de investigaciones científicas que apoyaban el uso de ciertos suplementos. Sin embargo, me encontraba con las manos atadas para recomendar lo que creía mejor para mis pacientes.

5 El mundo de la salud está lleno de absurdos y paradojas; no es casualidad que muchos libros humorísticos y comedias exitosas hayan encontrado su inspiración en el ámbito médico.

6 La investigación no farmacológica suele ser de menor escala, con impacto más limitado y, con frecuencia, es descartada o subestimada.

7 Soy consciente de que esto abre un debate mucho más amplio y constante sobre suplementos, vitaminas, guías clínicas, validez científica, y demás temas... pero no es el objetivo de este libro, así que les pido disculpas por dejar pasar esa oportunidad y continuar con otros conceptos.

Cada vez que me topaba con una de estas restricciones, lo que escuchaba mi crítico interior[8] era algo como:

"El hospital no confía en ti", "No creemos que seas capaz de tomar la decisión correcta", "Queremos controlar cómo gastas el presupuesto", "Si quieres usar esta herramienta, tendrás que pedir permiso a alguien mejor que tú", "No eres lo suficientemente bueno, así que te quitamos este recurso", "Alguien más competente decidió esto por ti".

Hace años, un médico no habría compartido este tipo de pensamientos. Era impensable. Y si lo hacía, probablemente se habría ganado burlas. Lo positivo hoy es que cada vez más profesionales hablamos de las consecuencias emocionales que ciertas decisiones organizacionales tienen sobre nuestro bienestar.

Un aspecto a favor del estilo de liderazgo militar es que al menos hay claridad sobre quién da las órdenes. Sabes a quién acudir si hay un problema. En cambio, muchas organizaciones de salud adoptan un estilo corporativo en el que los verdaderos responsables quedan ocultos en el anonimato.

El lenguaje institucional casi siempre está formulado en pasiva e impersonales:

"Se ha tomado una decisión", "La institución ha considerado que...", "La junta decidió que...", "El comité fue informado de que..."

Como resultado, nadie sabe realmente de dónde vienen las órdenes ni con quién hablar si surge un problema serio. Este tipo de comunicación es justo lo que desincentiva a los médicos a dar retroalimentación constructiva, lo que a su vez genera más frustración e ineficiencia. Algo sobre lo que profundizaré más adelante.

La mayoría de los médicos no abogan por un sistema completamente libre de regulaciones o controles; al contrario. Nos beneficiaría

8 Si conoces el Análisis Transaccional de Eric Berne, seguro identificarás con facilidad qué parte de mi psique fue la que escuchó todo esto.

un marco normativo que sea adaptable, flexible y alineado con las necesidades cambiantes de la práctica médica.

La verdad es que la gran mayoría de los médicos tiene buenas intenciones y desea lo mejor tanto para sus pacientes como para la institución. Sin embargo, la historia nos enseña que siempre habrá casos excepcionales en los que algunos abusen del poder que se les confía y causen daño. El problema es que, muchas veces, la reacción ante esos casos extremos ha sido desproporcionada e ineficaz, cargando de burocracia a todos los médicos sin resolver el problema de fondo ni facilitar la detección de los verdaderos riesgos.

Se dice, por ejemplo, que Harold Shipman, también conocido como el Dr. Muerte, probablemente habría aprobado sin problema el proceso de revalidación que se implementó tras sus crímenes. Y, sin embargo, el cambio cultural que surgió paralelamente hace mucho más probable que hoy un colega alce la voz si ve algo preocupante. Claro que los cambios culturales son más complejos y sutiles que las normativas. Pero son también más profundos y duraderos.

Otro de los grandes dilemas que debemos enfrentar es la idea de tener responsabilidad total sin autoridad total.

He observado que médicos de todos los niveles de experiencia y jerarquía sufren las consecuencias de un desequilibrio entre la responsabilidad personal y el grado de autoridad o autonomía que realmente se les permite ejercer.

El nivel de responsabilidad que recae sobre los médicos es inigualable, y rara vez se cuestiona. Por ejemplo, un médico puede tener que responder a una queja; puede ser denunciado ante su organismo regulador profesional, que podría iniciar una investigación sobre su idoneidad para ejercer; puede ser reportado a su jefe directo o a otros niveles de gestión; incluso a la policía; y en algunos casos extremos, puede enfrentar cargos en tribunales civiles o penales. En situaciones desafortunadas, todas estas cosas pueden suceder al mismo tiempo.

Además, se espera que un médico senior asuma responsabilidad total por las acciones de todos los médicos que supervisa, incluso si trabaja con ellos solo esporádicamente, como suele suceder hoy en día debido a los turnos rotativos en los hospitales y a la constante reconfiguración de equipos.

Aunque la responsabilidad del médico es absoluta, rara vez se le otorga la autoridad plena ni la autonomía necesaria para: elegir entre todas las opciones diagnósticas y terapéuticas disponibles para sus pacientes; asignar el tiempo que considere adecuado para una buena consulta; dedicar el tiempo necesario para supervisar y formar a residentes y otros profesionales; cumplir con las tareas administrativas relacionadas con sus pacientes y su servicio; influir en las decisiones presupuestarias; o planear el desarrollo futuro de su departamento.

En otras palabras, si no se autoriza a los médicos a hacer todo lo que está en sus manos por sus pacientes, ¿cómo se justifica que se les exija asumir toda la responsabilidad por lo que les sucede?

Cada vez más médicos alzan la voz exigiendo que la responsabilidad individual venga acompañada —y equilibrada— por una responsabilidad organizacional real. Es decir, que se tomen en cuenta los factores externos que impiden al médico dar lo mejor de sí al momento de juzgar su desempeño. Lamentablemente, hasta ahora la responsabilidad organizacional suele limitarse a lo financiero —seguros, compensaciones, etc.— y rara vez se considera en los procesos disciplinarios contra médicos.

Otra fuente de frustración que vale la pena mencionar es que, dentro de una misma institución, hay profesionales con mucha más autonomía y poder de decisión que los médicos, pero con un nivel de responsabilidad mucho menor. Algo que sin duda merece análisis.

Aquí algunas ideas que valdría la pena tener en cuenta si queremos un verdadero cambio:

- Establecer niveles de autoridad y responsabilidad proporcionales a la competencia.
- Simplificar el acceso a diagnósticos y tratamientos, eliminando trabas que impiden atender a los pacientes como corresponde.
- Incluir a los médicos en el diseño de los procesos de escalamiento, para evitar pérdidas de tiempo.
- Incorporar sus opiniones en las decisiones que definen las normas y regulaciones del sistema.

Y antes de que pases al siguiente capítulo, una última reflexión que vale la pena compartir:

> Cada oficio decide qué herramientas llevar en su caja.
> ¿Por qué los médicos no?

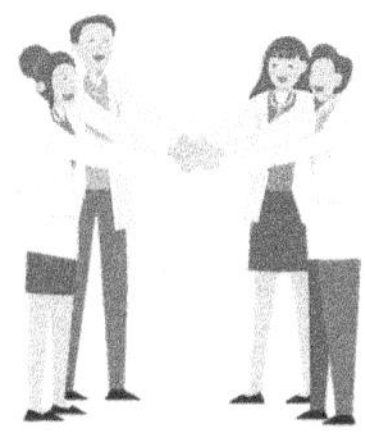

DEJA LOS CONFLICTOS A UN LADO: LOS PACIENTES SON PRIMERO

En este capítulo, quiero abordar otra fuente de frustración que surge cuando caemos en juegos de poder muy parecidos a los que vivimos de niños.

"¡Le voy a decir a la maestra lo que hiciste!" "¡Tú lo tiraste, tú lo recoges!" "¡Me lo dieron a mí primero!" "¡Mi mamá dijo que no juegue contigo!" "¡Ya no lo quiero!" "¡Yo no lo rompí, fue él" "¡Ya deja de fastidiarme!" "¡Pero no quiero!" "¡Ese no es mi problema!" "¡Mi papá es más fuerte que el tuyo, ya verás!"

¿Quién hubiera imaginado que ese tipo de interacciones propias del jardín o la primaria seguirían persiguiéndonos incluso en la vida adulta y en el trabajo?

Seamos honestos: si bien la mayoría de las interacciones entre médicos suelen fluir sin problemas, de vez en cuando surge una discusión absurda y, si uno escucha con atención desde afuera, debajo de todo el lenguaje formal, es posible percibir a dos niños peleando. Dado cómo están organizadas jerárquicamente las instituciones, y con la recomendación habitual de "escalar" los problemas al superior cuando no se puede llegar a un acuerdo, a veces se oyen conversaciones que, en el fondo, suenan así: "Le voy a contar a mi papá/mamá (el jefe) que tú no quisiste hacer X, y él/ella le dirá a tu papá/mamá (tu jefe)", o bien: "Voy a tener que hablar con tu papá/mamá (supervisor) porque estás siendo un malcriado (intransigente, poco colaborador)", o incluso: "Si no te disculpas, se lo voy a decir a papá/mamá (voy a reportarte)".

Desde afuera es más fácil identificar ese comportamiento infantil en algunas discusiones médicas. Pero cuando estamos en medio del conflicto, nuestras emociones muchas veces le ganan a la razón, y sin darnos cuenta respondemos de manera parecida.

Cuando estamos bajo presión o agotados, incluso los médicos más tranquilos pueden perder los estribos. ¿Y qué hacemos entonces? Aunque sabemos que nadie es un "santo", solemos recurrir a la vía jerárquica para denunciar la falta de profesionalismo y recordarle al otro los estándares exigidos por la institución. Pero, ¿cuántas veces nos detenemos realmente a pensar por qué ocurrió ese comportamiento y qué otras maneras más efectivas tenemos de responder?

Por la naturaleza de nuestro trabajo, rara vez nos damos el tiempo para ver qué hay detrás de lo que juzgamos en los demás. Y es que casi ningún médico se despierta pensando: "¡Hoy voy a ser una completa m***a!". En el fondo, todos queremos hacerlo bien. Por eso es clave tratar de entender qué originó realmente esa conducta, en vez de simplemente culpar al otro. Cuando escuchamos con atención, podemos identificar las causas y factores que llevaron a esa actitud, y entonces preguntarnos cómo corregir estas reacciones "infantiles" que solo desgastan y hacen perder tiempo valioso.

Hay muchas razones por las que reaccionamos mal o respondemos de forma automática sin pensar: cansancio, hambre, estrés, exceso de trabajo, interrupciones constantes, ruidos, agresiones, sentirse ignorado... A veces, basta con identificar algunos de esos disparadores típicos que nos hacen "explotar" tanto en lo personal como en lo profesional para empezar a entender por qué reaccionamos así.

Este proceso puede ayudarnos a aprender mucho sobre nosotros mismos, sobre todo si lo hacemos con ayuda externa al principio.[9] Pero también podemos modificar el entorno para que nuestra tolerancia no se vea tan afectada: reducir el ruido, evitar interrupciones innecesarias, organizar mejor la carga de trabajo para que haya pausas reales... Las enfermeras, que suelen tener turnos más largos, llevan ventaja en esto.

Otro paso útil es pensar por qué surgió el conflicto en primer lugar. ¿Será que no hay reglas claras sobre quién debe hacer determinada tarea o sobre bajo qué especialidad debe ingresar un paciente con cierta condición? Resolver esas ambigüedades quizás no esté dentro de nuestras funciones, y claramente no se soluciona de un día para otro. Pero vale la pena dar los pasos necesarios para que esa clase de disputas no se repita una y otra vez.

Si has trabajado lo suficiente en un hospital, seguramente fuiste testigo o parte de algún intercambio que parecía un juego de poder entre personas de distintos grupos, especialidades o profesiones. Entonces, ¿cómo reaccionas cuando alguien se niega a hacer algo por un paciente y te da la impresión de que solo quiere poner trabas?

Lo ideal sería empezar considerando que quizás tu percepción no sea del todo precisa. ¿Lograste explicar bien por qué estás pidiendo ayuda? ¿Acudiste a la persona o especialidad adecuada? ¿Dejaste en claro qué necesitas que hagan, y por qué tú no puedes hacerlo por el paciente? ¿Intentaste ver la situación desde su punto de vista?

Sé que no tenemos tiempo ni formación como para analizar a fondo

9 Puedes explorar más a fondo lo que los detonantes externos nos revelan sobre las partes de nosotros mismos que tendemos a rechazar en *The Unfakeable Code®* de Tony J. Selimi.

nuestra propia psicología, mucho menos la de los demás. Por eso me pregunto: ¿cómo podemos resolver los conflictos de una forma más creativa? Muchos hemos presenciado cuando algún colega recurre a la culpa —"¿Me estás diciendo que te vas a negar a ayudarme/a ayudar al paciente?" o "¿Harías lo mismo si fuera tu madre o tu padre?"— o también cuando otros se lanzan de lleno al juego de poder: "¿Me das tu nombre y el de tu jefe, por favor?" "Voy a dejar constancia en la historia clínica de que te estás negando a..."

¿Y si intentamos resolver el conflicto de otra manera? Una herramienta que me ha funcionado muy bien es el humor. Por ejemplo, una vez me rechazaron varias veces un estudio para mi paciente. Dos de mis residentes ya habían hablado por teléfono en dos ocasiones con el radiólogo de guardia, que claramente estaba desbordado. Así que fui personalmente a la sala de informes, y al abrir la puerta, exclamé con tono exasperado: "¿Con quién tengo que acostarme para que aprueben esta tomografía hoy?"

Como imaginé, algunos rostros se llenaron de incomodidad (trabajo en Inglaterra, ya se imaginarán), pero varios consultores se rieron y uno de ellos, muy cordialmente, me preguntó: "¿En qué puedo ayudarte?"

Aclaro: no estoy sugiriendo que vayan por el hospital haciendo chistes subidos de tono para conseguir cooperación. Ya puedo ver algunas caras fruncidas al leer esto. Pero sí les propongo considerar el uso del humor, con conciencia y en el momento adecuado, como una forma de relajar el ambiente y reiniciar el diálogo con mejor disposición. En resumen: hazlos reír y vuelve a intentarlo.

Otra herramienta que deberíamos considerar como médicos es la de mostrarnos tal como estamos: admitir que estamos pasando por un momento difícil y pedir ayuda. Muchos no lo hacemos por miedo a lo que pueda pasar. Tal vez, como me pasó a mí, aprendiste a ver la vulnerabilidad como una señal de debilidad, derrota, pérdida de control, cobardía, ignorancia o incompetencia. Pero si logramos poner esos miedos a un lado, pedir ayuda sería lo más natural del mundo.

Por ejemplo, podrías decir algo como: "La verdad, estoy muy perdido en este punto y no sé qué hacer con mi paciente, ¿podrías darme una mano?". A todos nos gusta sentir que estamos ayudando a alguien. Además, es una excelente oportunidad para colaborar, apoyarnos mutuamente y seguir aprendiendo juntos.

Como siempre, intenta comunicarte de forma que los demás se sientan valorados, escuchados y respetados. Piensa en por qué lo que estás pidiendo podría importarles a ellos. ¿Cómo lo que solicitas puede facilitarles su trabajo o prepararlos para situaciones similares? ¿Qué ganan ellos con eso? Trata de ponerte en su lugar y mirar la situación desde su perspectiva. ¿Qué les preocupa? ¿Con qué están teniendo dificultades? ¿Qué podrías ofrecer tú para ayudarles o hacer su tarea menos pesada? ¿Hay manera de encontrar un punto medio? La mayoría de las personas agradece que les hagan preguntas genuinas, que les den espacio para abrirse y mostrarse tal como son, sin sentirse en riesgo.

Ahora bien, aunque estas herramientas son muy útiles, no siempre van a darte los resultados que esperas. A veces, la persona con la que estás hablando puede no estar dispuesta a resolver el conflicto sin recurrir a juegos de poder, como amenazas o castigos. Por suerte, si eres médico y te encuentras en una situación así, puedes activar los canales oficiales de escalamiento que ya existen para estos casos.

Una reflexión más que vale la pena considerar: cultivar la amabilidad y la empatía te puede ayudar muchísimo en tu camino como profesional de la salud.

Conectar con otros no significa complacer a todo el mundo, dejar tus necesidades de lado, decir que sí a todo o tratar de que nadie se moleste jamás. Significa más bien interactuar con las personas en distintos niveles, sin caer en una actitud rígida o forzada bajo la idea de "ser profesional".

Desde mi experiencia personal, la gente suele abrirse mucho más cuando percibe que uno es accesible, y además requiere mucho menos esfuerzo que andar todo el tiempo aparentando o escondiendo quiénes somos realmente. Por ejemplo, noté que otros médicos empezaron a hablar con más confianza conmigo y con mis colegas cuando yo también me abría a compartir mis experiencias, los desafíos que enfrenté y los errores que cometí al llegar como médico migrante en los comienzos de mi carrera. Eso nos ayudó a comprendernos mejor y a construir vínculos más sólidos, con mucha más facilidad.

Buscar formas de conectar también es clave en la relación con los pacientes. A veces, compartir una experiencia en común —como haberse hecho el mismo estudio o haber recibido un diagnóstico similar en el pasado— cambia por completo cómo nos perciben. Encontrar ese terreno común, desde lo humano, nos permite empatizar con sus miedos y emociones, y darles seguridad. Así, generamos una confianza mutua que facilita mejores resultados en su atención.

Ahora bien, si partimos de la idea de que los conflictos o berrinches son excepcionales y no la norma, es posible que algunos se pregunten por qué dedicarle tiempo y energía a algo que ocurre tan de vez en cuando. Pero la realidad es que abordar estos momentos trae beneficios a largo plazo. Para empezar, evitamos consecuencias negativas que pueden afectar directamente o de forma indirecta al paciente: retrasos en su ingreso, en recibir una interconsulta, en la realización de estudios, en el diagnóstico correcto… o incluso la pérdida de confianza en el equipo o en la institución, lo cual puede llevar al rechazo del tratamiento, al alta voluntaria o a pedir ser trasladado a otro lugar.

En segundo lugar, mejora el bienestar del personal médico. Si permanecemos atrapados en ciclos de conflicto, nuestros niveles de estrés aumentan, evitamos las interacciones, nos volvemos más ansiosos, nos ponemos a la defensiva antes de tiempo, reaccionamos con más agresividad o prejuicio, y terminamos rotando constantemente de equipo o de hospital, o incluso odiando nuestra profesión.

¿Y quién no querría trabajar en un entorno armonioso? Todos anhelamos ese lugar ideal —aunque parezca esquivo— en el que podamos crecer, donde ante los desafíos no nos culpemos unos a otros por reflejo, y donde el ambiente y la cultura organizacional se moldeen gracias a nuestro rol como médicos y a la influencia positiva que podemos ejercer en nuestros compañeros y en el entorno.

A lo largo de los años, he obtenido muchos beneficios trabajando con Tony, un excelente coach de vida y negocios, especializado en conducta humana. Él me ayudó a darme cuenta de que transformar hábitos profundamente arraigados —tanto en nosotros mismos como en las organizaciones donde trabajamos— no es algo que se logre de un día para otro. Requiere tiempo, compromiso y guía.

Por eso recomiendo que las instituciones de salud incluyan el coaching, la mentoría y la formación como herramientas que empoderen a los médicos y a sus equipos en su camino hacia la excelencia. Un equipo armónico y bien desarrollado puede generar un impacto positivo que se extienda por toda la organización.

Antes de que sigas con el próximo capítulo, te dejo una idea que vale la pena difundir:

> Usa el humor, la vulnerabilidad y la empatía para disolver conflictos y construir armonía.

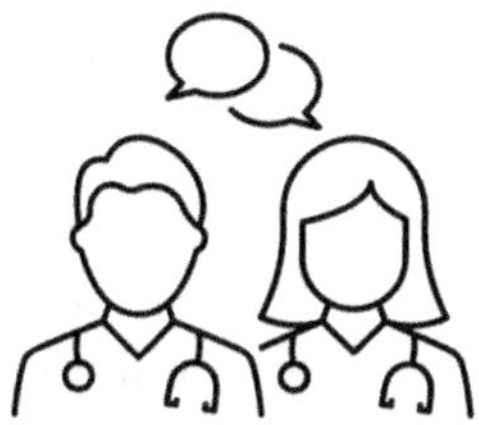

¿TE SIENTES IGNORADO? APRENDE A ESCUCHAR Y A HACERTE ESCUCHAR

Una queja que escucho con frecuencia de médicos de todos los niveles es la frustración de sentirse ignorados:

"Nadie escucha." "¿Para qué llenar otra encuesta si nunca cambia nada?" "¿De qué sirvió esa reunión eterna si todo sigue igual?" "Agendamos una reunión uno a uno y se la pasaron hablando de ellos y de lo que quieren que yo haga." "Ya se lo dije al director clínico y al médico jefe, pero nada ha cambiado."

¿Te suena familiar?

Como médicos, estamos acostumbrados a ser percibidos como personas con alto rendimiento. Por eso, a veces se nos dificulta adaptarnos a entornos laborales rígidos, jerárquicos y con poco margen para decidir. Tenemos grandes aspiraciones sobre lo que podemos aportar y deseamos ser tomados en cuenta cuando se trata de decisiones que afectan nuestro trabajo y nuestra capacidad para ofrecer atención de calidad. Pero cuando sentimos que nuestras opiniones se ignoran, la frustración aparece.

Pasamos años construyendo nuestra experiencia. Sabemos muy

bien cómo impactan en los pacientes las decisiones que toma la institución donde trabajamos. Por eso, estamos en una posición ideal para aportar ideas valiosas. Sin embargo, si le preguntas a varios médicos, te dirán que sienten que su voz no cuenta.

A mí me pasó muchas veces. Por ejemplo, en uno de los hospitales donde trabajé, me dieron la responsabilidad de implementar un nuevo servicio. Lo hice, pero más tarde decidieron, sin consultarme, moverlo a otra ubicación que compartía espacio con otro equipo. ¿Resultado? Se interrumpió la atención, bajó la productividad, aumentó el estrés, se perdió tiempo intentando resolver problemas que no deberían haber existido, y encima tuvimos que conformarnos con soluciones mediocres para riesgos que eran perfectamente evitables. El ánimo del equipo se desplomó y la reputación del hospital —como centro de salud y como empleador— se vio afectada.

Basta una sola decisión tomada sin incluir a los médicos para desencadenar frustración, tensiones, resentimientos hacia jefes, colegas o la institución misma. Eso abre la puerta a relaciones laborales deterioradas, desconfianza, enfrentamientos abiertos o encubiertos, renuncias, cambios constantes de equipo, e incluso al burnout o abandono profesional.

Ahora imagina lo que puede provocar una cadena de miles de decisiones tomadas sin consultar al personal médico. ¿Qué impacto tendría eso en la eficiencia del sistema y, sobre todo, en los pacientes?

La realidad es que, incluso cuando sí nos consultan, muchas veces sentimos que no nos escuchan. Entonces, ¿qué podemos hacer para que nuestra voz realmente sea tomada en cuenta?

Se supone que los médicos somos buenos comunicadores, ¿cierto? Entonces, ¿por qué tantos batallan para hacerse escuchar?

Sabemos escuchar, porque parte de nuestro trabajo consiste en recolectar información para hacer hipótesis diagnósticas. Pero la calidad de nuestra escucha puede variar bastante dependiendo de factores como la experiencia personal como pacientes o la atención que le damos al *feedback* de quienes atendemos. Ahora bien, ¿qué tanto se nos entrena realmente para hablar con eficacia?

Nos enfocamos mucho en explicar temas médicos con claridad, evitar tecnicismos, adaptar el lenguaje y confirmar que el paciente comprendió. Quienes se dedican a la docencia, habrán trabajado en sus habilidades de presentación; muchos médicos aprenden a ser buenos educadores. Pero cuando toca hablar en público o presentar una idea, la mayoría nos sentimos fuera de lugar. Y eso es un problema, porque en reuniones estratégicas necesitamos expresar nuestras propuestas de forma clara y persuasiva. Y cuando alguien nos pregunta nuestra opinión o nos toca liderar una conversación, tenemos que saber captar la atención e influir en quienes toman decisiones.

Si eres como yo, probablemente nadie te enseñó esas habilidades esenciales que necesitamos para escuchar y hacernos escuchar. Todos hemos presenciado presentaciones de colegas que no logran conectar con el público en conferencias o reuniones. Pero, ¿cómo esperamos que se les escuche si no saben comunicar bien? Improvisar como oradores o líderes de opinión sin habernos entrenado es exactamente lo que nos convierte en esos ponentes torpes que a veces criticamos.

Y, curiosamente, ese fue el primer *feedback* que me dio mi coach Tony cuando me pidió que grabara testimonios en cámara o que practicara una intervención pública. Para mí fue de lo más incómodo que he hecho en mi vida. En cada sesión, trabajábamos con mis miedos, mis inseguridades, y él me enseñaba cómo estructurar, presentar y transmitir ideas de forma clara e inspiradora. Honestamente, era como ir al dentista y pedir que te saquen una muela sin anestesia. ¿Te imaginas?

¿Y qué cambió?

Aprendí a expresarme con autenticidad, a ordenar mis ideas, a ver los pros y los contras de lo que planteaba, y a manejar mejor las objeciones. Ya no entro a una reunión lleno de nervios, temores o sintiéndome sin poder. Hoy, voy con tranquilidad, seguridad y la confianza de que seré escuchado.

Mirando atrás, jamás pensé que esto me saldría de forma natural. ¿Fue un proceso lento? Sí. ¿Tuve que trabajar mucho? También. Pero aprender a cuidar lo que pienso y lo que digo ha sido de un valor incalculable. Y estoy convencido de que todos los médicos se beneficiarían de esto.

Por eso, quiero compartir contigo algunas de las cosas que aprendí.

CUANDO OTROS HABLEN, APRENDE A ESCUCHAR CON ATENCIÓN

Esto significa que podemos entrenar nuestra mente para dejar de formular respuestas o preguntas mientras la otra persona está hablando. Y cuando logramos hacer esto, no solo quien nos habla se siente verdaderamente escuchado, sino que además es más probable que haga lo mismo contigo cuando sea tu turno.

Como médicos, muchas veces asumimos que por el solo hecho de trabajar en el mismo entorno de salud, compartimos los mismos intereses, creencias y valores: cuidar la salud propia y ajena, velar por la seguridad de los pacientes, y contar con los recursos adecuados para hacer bien nuestro trabajo. Suponemos que todos deben estar de acuerdo con nuestra forma de ver las cosas, especialmente cuando creemos que es "por el bien del paciente". Y cuando alguien no coincide, nos enojamos. Sentimos frustración y empezamos a culpar: "No escuchan", "no entienden", "no les importa". ¿Te suena?

Yo también me vi en esa situación muchas veces, y solía desahogarme durante mis sesiones privadas de coaching. Pero en lugar de recibir la típica reacción de consuelo que te daría un amigo ("¡Esos desgraciados! ¡Pobrecito!") me invitaron a mirar hacia adentro, reflexionar, escuchar la retroalimentación y aprender.

La idea de que todos compartimos la misma forma de pensar está muy lejos de la realidad: cada uno de nosotros tiene sus propias creencias, prioridades y formas de ver e interactuar con el mundo. Por eso, al comunicarnos con otros, es clave expresar nuestras ideas de una forma que tenga sentido para ellos, que capte su atención. En la práctica, se trata de ponernos "en sus zapatos", es decir, escuchar lo que decimos como si fuéramos ellos. Te sorprendería cuánto puedes aprender sobre lo que realmente mueve a las personas.

SI QUIERES QUE TE ESCUCHEN, ENTIENDE CON QUIÉN ESTÁS HABLANDO

En otras palabras, hay que ajustar el contenido de nuestro mensaje según lo que le importa al oyente.

A veces hablamos ante un grupo asumiendo que todos comparten los mismos intereses, cuando en realidad no es así. Por ejemplo, otros médicos pueden alinearse más fácilmente con tu propuesta si les explicas cómo mejora el diagnóstico oportuno, reduce errores médicos o simplifica procesos administrativos. En cambio, las enfermeras de tu área podrían conectar más si les muestras cómo eso les permitirá tener más tiempo con sus pacientes, recibir menos quejas o contar con indicaciones más claras. Y los gestores quizás estén más interesados en saber cómo lo que propones disminuiría errores, reduciría estancias hospitalarias, quejas legales o costos por demandas. Antes que nada, entiende bien con quién estás hablando.

Si alguna vez redactaste un plan de negocios para el hospital, seguramente notaste que te piden incluir los impactos de la propuesta: beneficios, desventajas, costos, ahorros y cómo afectará a otros servicios y áreas. Aplicar estos mismos principios al momento de hablar es una habilidad que los médicos podríamos aprovechar muchísimo.

DEJA DE IMPONER Y EMPIEZA A PREGUNTAR

Otro error común al comunicarnos, sobre todo cuando nos sentimos cuestionados o desafiados, es activar nuestro "modo dictador": empezamos a explicar, a corregir, a decir qué deberían pensar, hacer o aceptar los demás.

Seamos honestos: a nadie le gusta que le digan lo que debe pensar o hacer. Sin embargo, más de una vez nos encontramos haciendo lo mismo con otros... y luego nos enojamos porque nos dejan de escuchar.

Una forma no confrontativa de generar acuerdos —cuando algo es beneficioso para ambas partes— es hacer preguntas abiertas. Dicen que saber hacer buenas preguntas es una cualidad de los verdaderos maestros.

Eso sí: al preguntar, evita asumir que tú ya sabes lo que el otro necesita. Entonces, ¿qué tipo de preguntas podemos hacer? Lo ideal es que la pregunta ayude a la otra persona a descubrir cómo lo que propones le aporta algo valioso. Puedes usar ejemplos, metáforas o simplemente preguntar: "¿Lo has considerado desde este ángulo?"

Ver a Tony usar esta técnica con tanta habilidad, desmontando tensiones y posturas contrarias, fue para mí toda una lección. Y mi primera reacción fue: "Yo jamás voy a poder hacer eso."

Pero a medida que practico y mejoro, más comprendo el poder transformador que tiene.

Aplicar este principio de dejar de imponer y empezar a preguntar es una habilidad en sí misma. Es una práctica maravillosa que abre a los médicos un mundo de posibilidades.

TRANSFORMA LOS ATAQUES PERSONALES EN CAMBIOS CON PROPÓSITO

De vez en cuando, nos cruzamos con personas que parecen decididas a confrontarnos a toda costa, incluso a atacarnos públicamente. Aunque existen protocolos para manejar agresiones físicas, lo que muchas veces no sabemos es cómo responder a una crítica intensa, pública, que termina afectando nuestro bienestar mental.

Una posibilidad que nunca había considerado —y que me sugirió mi coach Tony mientras reflexionábamos sobre cómo podría haber manejado de otra manera un ataque personal— fue simplemente decir: "Tienes razón."

Piénsalo por un momento: qué poderosa puede ser esa frase. Aunque al ego le cueste horrores pronunciarla, decir esas palabras puede calmar al instante a quien ataca. Cuando alguien entra en modo pelea, con actitud casi animal, una respuesta común es bajar al mismo nivel y devolver el golpe. Pero otra opción es apaciguar "al animal" que hay en esa persona... lanzándole, simbólicamente, un filete, y seguir adelante.

Es decir, podemos domar nuestro orgullo y esa necesidad constante de tener la razón, para crear un momento de paz y avanzar hacia una conversación más constructiva.

DEJA DE HABLAR DE LO QUE NO QUIERES Y ENFÓCATE EN LO QUE SÍ QUIERES

Si lo piensas bien, una de las respuestas más comunes que da la gente cuando le preguntan "¿Qué quieres?" es empezar a enumerar todo lo que no quiere.

Y esto es algo que yo mismo no había notado. Cada vez que Tony me preguntaba qué quería, sin darme cuenta comenzaba a soltar una lista de cosas que no quería. Él me insistía: "No, dime qué quieres." Y yo, sin saberlo, seguía hablando de lo que quería evitar. La verdad es que no tenía idea de que lo estaba haciendo, ni de dónde había aprendido a expresarme así. Pero Tony, con paciencia, me lo señalaba una y otra vez hasta que finalmente empecé a notarlo. Me propuse enfocarme en dejar de hacerlo y observar mis pensamientos incluso antes de ponerlos en palabras.

¿Y por qué es importante esto? Porque, en pocas palabras, nunca vas a conseguir lo que deseas si solo hablas de lo que no deseas. Además, me di cuenta de que cuando hablaba de lo que no quería, perdía la atención de la otra persona casi al instante, sin saber por qué.

Este principio también aplica a nuestras quejas en el entorno laboral.

Así que, antes de que pases al siguiente capítulo, te dejo con una pregunta:

> ¿Y si enfocáramos nuestras conversaciones en aquello que sí queremos y que realmente puede generar un cambio?

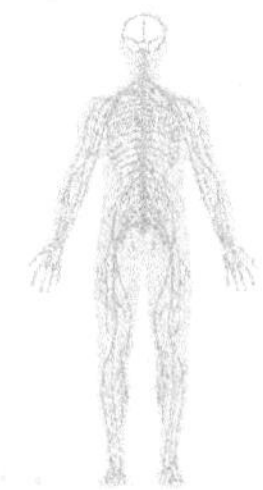

EL ARTE DE UNA RETROALIMENTACIÓN CON SENTIDO

Un rasgo sorprendente que comparten casi todos los seres vivos es la existencia de mecanismos de retroalimentación: sistemas en los que la información circula en dos direcciones. Por ejemplo, el cerebro envía órdenes a distintos órganos, mientras que sensores en esos mismos órganos —y en otros cercanos— devuelven información no solo sobre la ejecución de la orden, sino también sobre muchos otros aspectos.

Nuestro cerebro recibe constantemente datos de sensores ubicados dentro del cuerpo y en la interfaz entre el cuerpo y el entorno (es decir, los "cinco sentidos" que solemos reconocer). La mayoría de esa información se procesa de forma automática e inconsciente: se filtra, se clasifica, se responde a ella, se ajustan señales... y solo una pequeña parte llega eventualmente a la conciencia.

Otros mecanismos de retroalimentación igualmente conocidos permiten mantener ciertas constantes en el cuerpo, como la composición química, la temperatura, el pH, los niveles de gases disueltos, las hormonas, etc. La información circula continuamente y se responde a ella para que el cuerpo siga funcionando correctamente.

No es de extrañar, entonces, que muchas máquinas y sistemas creados por ingenieros repliquen este mismo principio, utilizando bucles de retroalimentación y canales de comunicación bidireccional.

Dado que los médicos tenemos experiencia en analizar cómo funcionan —o se interrumpen— estos mecanismos en el cuerpo para diagnosticar enfermedades y encontrar cómo restaurar la salud, ¿por qué rara vez se nos incluye en el diseño, evaluación y mejora de los sistemas, tecnologías u organizaciones de salud?

¿Qué "enfermedades" comunes podríamos identificar los médicos en las organizaciones en las que trabajamos, que sirvan como información clave para mejorar su eficiencia?

Una constante que he notado en muchas instituciones donde he trabajado es que su "sistema nervioso" falla: la información no fluye bien. Así como el cuerpo necesita que la información vaya del cerebro a los órganos y viceversa, imaginen lo útil que sería una arquitectura similar en una organización, donde la información circule con fluidez en ambas direcciones.

Muchos sentimos que la información fluye bastante bien desde arriba hacia abajo, siguiendo la jerarquía, pero casi nunca sucede al revés. Y para ser honestos, incluso la comunicación de arriba hacia abajo deja mucho que desear. Por ejemplo, siempre parece complicado enviar correos electrónicos que lleguen a todos los destinatarios que deberían recibirlos.

Los hospitales son entornos muy dinámicos. Constantemente entran y salen médicos permanentes, temporales o de agencias, y los sistemas de soporte no están diseñados para actualizarse con eficiencia. En la mayoría de los centros donde trabajé, era común ver nombres de médicos que se habían jubilado o ido hace meses o años todavía figurando en los menús desplegables de los sistemas electrónicos o en listas de distribución, mientras que los nuevos no aparecían hasta semanas o meses después. Esto provocaba que, para poder realizar una tarea, tuviéramos que seleccionar otro nombre, lo cual generaba consecuencias como que los resultados de esa tarea fueran atribuidos a la persona equivocada.

Una solución típica que adoptan muchas instituciones es publicar los documentos y actualizaciones importantes en la intranet. Pero si nadie nos avisa de que hay algo nuevo que deberíamos revisar, difícilmente se nos ocurra ir a buscarlo. No se puede depender de que alguien lo vea por casualidad.

Otra opción común es enviar boletines masivos a todos los empleados, ya que las listas de distribución globales suelen ser más confiables que las que dependen del cargo o departamento. El problema con esto es que la sobrecarga de información termina agobiando a las personas, y existe el riesgo de que ignoren precisamente lo que sí les interesa o afecta.

Pero también hay que mirar el otro lado del problema: el flujo de información desde abajo hacia arriba, que para nosotros, los médicos, suele ser una gran fuente de frustración.

¿Y por qué es tan importante? Porque somos quienes estamos en contacto directo y constante con los pacientes y otros profesionales. A diferencia de los órganos sensoriales, nosotros no solo percibimos lo que ocurre, sino que también podemos analizarlo, detectar fallas y saber cuándo es necesario informar a quienes toman decisiones. Sin embargo, muchas veces no encontramos la forma de hacerlo, porque simplemente no existen mecanismos eficaces para comunicar desde la base. Además de la frustración que eso genera, nos preocupa el impacto que tiene la demora en atender esos problemas, tanto en los pacientes como en el funcionamiento general del sistema.

Un área donde he visto que esto sí funciona razonablemente bien es en la gestión de riesgos y el reporte de incidentes. Cuando se trata de registrar, comunicar y procesar información crítica sobre amenazas o eventos ya ocurridos, normalmente contamos con sistemas y equipos específicos bastante eficientes para manejarla.

Pero cuando se trata de otro tipo de retroalimentación —como las ideas, observaciones o experiencias de los médicos— no estamos tan preparados. Las organizaciones suelen depender de la iniciativa individual o de encuestas esporádicas con preguntas cerradas y poco espacio para explicar lo que realmente importa.

La experiencia con esas encuestas varía. Algunos agradecen la oportunidad de opinar, esperando que sus respuestas sirvan para mejorar las cosas. Pero muchos de quienes ya han respondido varias a lo largo de los años terminan desanimados, porque no reciben ni una mínima señal de que sus observaciones hayan sido consideradas o que algo haya cambiado. Aunque ha habido mejoras en la inclusión de encuestas de participación, lo cierto es que la tasa de respuesta sigue siendo baja año tras año.

Y cuando no hay una vía eficiente para canalizar problemas desde abajo, la frustración entre los médicos va creciendo... hasta que uno de los más vocales termina explotando en la primera reunión que se presta para ello (aunque el tema del encuentro no tenga nada que ver). ¿Te suena familiar?

Entonces uno se pregunta: ¿de verdad le conviene a una institución dejar que sus médicos acumulen frustraciones como si fueran una olla de presión? ¿No sería mucho más útil empezar a recolectar esa información apenas surge el problema?

Los médicos estamos tan acostumbrados a tragarnos la frustración que, si alguien nos pregunta de golpe qué cosas andan mal en nuestro trabajo, probablemente solo mencionaríamos unas pocas. Pero si nos dieran más tiempo para pensarlo, surgirían muchas más. Y si nos pidieran que recordáramos todo lo que nos incomoda a lo largo de un día laboral, seguramente identificaríamos decenas de situaciones.

Ahora bien, ¿qué pasaría si tuviéramos una forma de registrar esos problemas justo en el momento en que aparecen?

Muchos ya tenemos el hábito de anotar pensamientos importantes —ya sea en la mente, en papel o en el celular— para poder retomarlos después. Incluso algunos guardamos apuntes de temas que luego vamos a incluir en un correo. Pero ¿y si diseñáramos una solución más integral? Por ejemplo, podríamos implementar un sistema que capturara de inmediato la retroalimentación de los profesionales, permitiendo detectar en tiempo real todos los problemas que ocurren en el entorno laboral. ¿Te imaginas?

Hace unos años, recopilar, procesar e interpretar datos en tiempo real hubiera sido imposible. Hubiera requerido contratar a mucha gente solo para recibir, leer, clasificar por urgencia o área, y distribuir esa información de forma manual dentro de la institución.

Por eso muchas empresas han recurrido a la tecnología para transferir ciertas tareas de los humanos a las máquinas. Poco a poco nos hemos acostumbrado a hablar con asistentes automáticos cuando llamamos a un servicio de atención al cliente, escanear nuestros productos en el supermercado o hacer el check-in del equipaje en un kiosco automático del aeropuerto. Y detrás de todo eso, sin que lo notemos, hay un manejo complejo de datos que se almacenan, analizan y utilizan para simplificar procesos. Por eso es que nuestro supermercado favorito "sabe" lo que solemos comprar, nos lo pone al alcance cuando buscamos online, o nos sugiere un producto similar si el habitual está agotado.

De manera similar, el manejo de información en los entornos de trabajo médicos también puede automatizarse, y podrían desarrollarse apps o herramientas electrónicas que nos permitan capturar datos relevantes de forma simple. Esto sería sumamente útil para diseñar sistemas que realmente funcionen para todos los que participamos en la atención sanitaria.

En el mundo ideal, un sistema eficiente debería ser lo menos invasivo posible y exigir el mínimo esfuerzo al usuario. La inteligencia artificial ya está comenzando a jugar un rol importante en la recolección, gestión, análisis y corrección automática de información, además de identificar patrones y sugerir soluciones. Puede utilizar datos recogidos con la tecnología actual (cámaras, micrófonos, teclados), pero con interfaces aún más avanzadas, podría llegar mucho más lejos.

Hoy en día, ya existe la posibilidad de enviar comentarios en tiempo real a empresas de software sobre cómo funcionan sus programas, simplemente haciendo clic en un botón o autorizando que se recopile información automática cuando ocurre un fallo. Funciones similares podrían incorporarse en los sistemas informáticos hospitalarios.

¿Y si miramos aún más hacia el futuro? Se podrían crear aplicaciones móviles para reportar problemas y frustraciones en el trabajo. Pero ¿por qué detenernos ahí? Imaginemos un asistente robótico o holográfico que escuche, detecte nuestras molestias y automáticamente transfiera esa información para que se actúe sobre ella. Para nosotros, los médicos, eso sería invaluable.

¿QUÉ TIPO DE INFORMACIÓN PODRÍAMOS RECOPILAR?

Las posibilidades son infinitas. En mi opinión, podríamos recoger absolutamente todo lo que cause frustración a médicos, personal, pacientes, entidades reguladoras y cualquier otra persona involucrada en el sistema de salud.

Actualmente, los sistemas existentes captan solo una parte de la información y lo hacen basándose en hipótesis previas sobre lo que podría estar generando impacto. En cambio, una estrategia más completa para la retroalimentación permitiría evidenciar que, al igual que en un organismo vivo, en una organización cada parte influye en el todo. Así, las instituciones de salud estarían mejor preparadas para tomar decisiones informadas y entender el verdadero efecto de cada cambio en todos los niveles. En especial, se haría visible el impacto oculto de ciertas decisiones que, aunque no parezcan tan graves al inicio, generan frustraciones innecesarias en los médicos y, a la larga, mayores costos.

Por ejemplo, por fin podríamos ver con claridad qué efecto real tiene la subcontratación de servicios. No solo en la calidad del servicio ofrecido (limpieza, esterilización, alimentación, imágenes, etc.), sino también en la productividad, eficiencia y bienestar de los médicos y del resto del personal.

Cada vez más hospitales externalizan servicios a empresas privadas para reducir personal y abaratar costos. Pero lo que a menudo pasa desapercibido son los efectos secundarios de estas decisiones. Como los servicios fuera del horario habitual son más costosos, normalmente se contratan solo durante las horas de oficina.

¿Y por qué esto termina siendo una fuente de frustración para los médicos?

Déjenme contarles cómo se vive una ronda médica matutina típica hoy en día. Mientras los médicos intentan atender a sus pacientes, se sirve el desayuno y se toman pedidos de almuerzo y cena. Al mismo tiempo, el personal de limpieza aspira y friega los pisos, se prueban las alarmas de incendio, se cambian cortinas, se destapan lavamanos y sanitarios. Y en ocasiones también hay trabajos de construcción, inspecciones, visitas o auditorías en curso.

Como pueden imaginar, incluso si no se esperara que los médicos mantuvieran un alto nivel de concentración, precisión y comunicación efectiva —incluyendo escuchar sonidos corporales casi imperceptibles—, el constante ruido, las interrupciones y el caos que nos rodea terminarían por desquiciar a cualquiera. Muchos colegas describen esta experiencia como trabajar en un ambiente similar al de un zoológico o un mercado callejero.

¿Es este caos inevitable? Probablemente no del todo, pero sí es en gran parte evitable. Recuerdo que cuando empecé como estudiante de medicina y luego como médico joven, ya se empezaban a externalizar muchos servicios. Aun así, podía seguir una ronda sin interrupciones constantes.

Este entorno desordenado no solo afecta al personal médico y de salud, sino también a los propios pacientes, quienes además de sufrir las consecuencias indirectas de nuestro bajo nivel de desempeño, se quejan del ruido constante durante el día (y aún más durante la noche), de las interrupciones frecuentes, de ser movidos de un sitio a otro, etc. Recogemos su opinión a través de encuestas, sí, pero ¿cuántas veces nos detenemos de verdad a reflexionar sobre lo que nos están diciendo y en qué podemos mejorar su experiencia?

Cuando la planificación ya se ha hecho y estos problemas aparecen como retroalimentación, se nos presenta una gran oportunidad:

volver a revisar esas decisiones y, por ejemplo, renegociar detalles de un contrato o reprogramar ciertas actividades a lo largo del día para evitar interferencias y efectos negativos.

¿QUÉ PODRÍAMOS EMPEZAR A HACER MÁS SEGUIDO?

Podemos empezar por aprovechar los sistemas que ya tenemos disponibles para compartir retroalimentación. Familiarizarnos más con la estructura organizativa: saber quién es quién, cómo funcionan los distintos departamentos, quién está a cargo de qué, y comunicar los problemas que detectamos y que probablemente otros ni siquiera han notado.

Contamos con herramientas básicas como correos electrónicos, teléfonos, reuniones... y quizás ya tengamos acceso a otras más modernas que podríamos utilizar mejor.

Como profesionales de la salud, compartimos un mismo objetivo: que la organización en la que trabajamos funcione bien. Nuestra retroalimentación puede ser clave para implementar sistemas inteligentes de gestión de la información. Si tu rol te lo permite, podrías considerar sugerir este tipo de iniciativas dentro de tu institución. Puedes usar algunos de los ejemplos mencionados en este libro para mostrar cómo estos cambios beneficiarían al conjunto de la organización en varios niveles.

IMPLEMENTAR LA RETROALIMENTACIÓN BIDIRECCIONAL

Si estás del lado que recibe la retroalimentación, no olvides "cerrar el ciclo" y comunicar los resultados a los mismos médicos que reportaron el problema. Como ya se mencionó, los médicos pierden rápidamente el interés en participar si no perciben que su esfuerzo tiene consecuencias concretas.

Tal vez la institución en la que trabajas ya incluya algunos ejemplos de este tipo de respuestas en sus boletines internos o comunicados departamentales. A veces vemos expresiones como "Tú dijiste... nosotros hicimos" o "Escuchamos... y actuamos".

Lo ideal sería contribuir a un ciclo más corto y directo, asegurando que la información vuelva a llegar a quienes originaron la retroalimentación. Esto fortalece el vínculo y la confianza entre los médicos y sus empleadores.

En muchos casos, ya tenemos herramientas para cerrar ese ciclo, pero no las usamos del todo. Por ejemplo, algunos programas de gestión de riesgos ya permiten enviar un mensaje de respuesta a la persona que reportó un incidente. Sin embargo, por la cantidad de reportes y los recursos limitados para procesarlos, lo que suele ocurrir es que no se responde, o se envía un mensaje automático informando que el caso fue cerrado. Esto, lejos de ayudar, genera más frustración. Si lo cambiamos, podemos construir mayor confianza y compromiso.

Otra función valiosa de una retroalimentación bidireccional efectiva es identificar y reconocer el talento dentro de la organización. Las buenas ideas pueden venir de cualquier persona, sin importar su rol, y muchas veces quienes las proponen estarían encantados de participar en proyectos para hacerlas realidad.

La retroalimentación puede ser pasiva (cuando cualquier persona la emite de forma espontánea) o activa (por ejemplo, antes o después de aplicar un cambio, o como respuesta a un evento), general o puntual, relevante para un grupo reducido o para toda la institución. Por eso es tan importante invertir tiempo, recursos y energía en gestionarla bien, aprovechando todo su potencial.

Nos hemos acostumbrado a recibir solicitudes de opinión cada vez que compramos un producto o usamos un servicio. Encuestas que llegan por correo una y otra vez, al punto que muchos desarrollamos "fatiga de encuestas" y dejamos de responder. ¿Cómo evitar cometer el mismo error en salud?

Enfocándonos en facilitar una retroalimentación espontánea y puntual. Esto permite que médicos y personal puedan expresar sus observaciones en el momento justo, y así las instituciones puedan tomar decisiones que realmente mejoren las condiciones para todos.

Entonces, exploremos algunas formas de facilitar esa retroalimentación espontánea.

Seamos francos: muchos de los sistemas actuales que intentan sustituir el contacto humano terminan sobrecargando al usuario. Desde interminables menús desplegables hasta sistemas automáticos de voz con múltiples opciones. ¿Quién no ha maldecido en algún momento al programador, al sistema o a la empresa mientras intentaba, desesperadamente, hablar con una persona real?

Aun así, la tecnología a veces sorprende. Por ejemplo, en una ocasión, tras gritar "¡Quiero hablar con un humano!" a un sistema de reconocimiento de voz, fui redirigido a un operador, aunque esa opción no aparecía entre las ofrecidas. Algoritmos como ese pueden reconocer peticiones reales. Y tarde o temprano, veremos estas tecnologías aplicadas en salud. Por eso, vale la pena participar desde ahora en el diseño de soluciones que gestionen bien la retroalimentación.

Otro problema de los sistemas actuales es que están basados en la ilusión de poder anticipar todas las posibles situaciones. ¿A quién no le ha pasado que no encuentra ninguna opción que se ajuste a lo que necesita? A veces, quienes diseñan estos sistemas incluso se "olvidan" de incluir una opción como "otro", lo que nos obliga a rendirnos o elegir una opción incorrecta.

La inteligencia artificial podría dejar atrás este tipo de errores de diseño y ofrecer interfaces más amigables, capaces de adaptarse incluso a lo que no fue previsto.

¿Te imaginas lo práctico que sería poder enviar retroalimentación simplemente diciendo *feedback* al dispositivo que estamos usando? La IA interpretaría el mensaje de voz, lo clasificaría y lo enviaría a la persona o área adecuada dentro de la organización.

Mientras tanto, los seres humanos bien capacitados siguen superando a los sistemas mal diseñados. Aunque es difícil de medir, el verdadero costo de un sistema informático deficiente —que intenta reemplazar la interacción humana— debería incluirse en cualquier análisis. Lo que parece un ahorro en papel puede derivar rápidamente en caída del rendimiento, errores, pérdida de conocimiento, daño a la reputación, etc.

No es casualidad que, a pesar de las tecnologías más toscas, todos los hospitales sigan contando con operadores telefónicos eficaces que gestionan comunicaciones internas y externas. Llamar a la central puede sonar a cosa del pasado... hasta que se trabaja en un hospital.

Antes de pasar al siguiente capítulo, vale la pena quedarse con esta idea:

> Los ciclos de retroalimentación bidireccional son fundamentales para que las organizaciones de salud estén preparadas para el futuro.

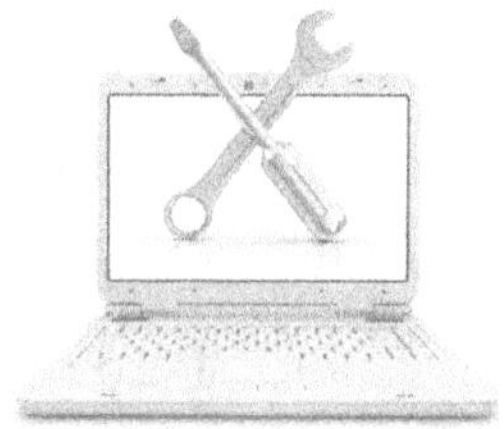

¿NO PUEDES TRABAJAR SIN TECNOLOGÍA? ENTONCES CUÍDALA

Imagina que vives en una zona alejada, sin acceso a transporte público, y que dependes de tu auto para llegar todos los días al trabajo. Si el auto empieza a fallar, no te queda otra que llevarlo cuanto antes al mecánico para que lo arregle y así puedas seguir trabajando. Eso nos parece normal porque es nuestro auto, y es el único que tenemos.

Ahora imagina que trabajas como conductor para una empresa con una flota de cincuenta autos. No eres el único chofer, y tampoco decides qué auto te toca cada vez. Cada vez que tomas uno, notas que algo no funciona del todo bien y eso retrasa tus tareas. ¿Estarías contento?

La empresa tiene contrato con un taller para dar mantenimiento a esos autos, pero espera que seas tú quien reporte cualquier falla. No puedes simplemente llevar el auto al taller: primero tienes que reportarlo en línea o por teléfono. Pero cuando llamas, te dejan esperando un buen rato, y el formulario online tampoco es rápido de llenar. Así que cuando vas con prisa, cambias de auto y esperas que otro se haga cargo del problema. Pero si todos hicieran lo mismo, ¿cómo estaría esa flota en unas semanas?

Muy pronto, te tocaría un auto con fallas cada vez que fueras a trabajar, y hacer bien tu labor se volvería casi imposible. En ese punto, reportar cada problema sería ya un lío. Todos se quejan, y todos le echan la culpa a los mecánicos por no resolverlo. Escuchas una y otra vez: "Los mecánicos son pésimos." ¿Pero realmente lo son?

Como en muchas otras profesiones, en medicina dependemos cada vez más de la tecnología (esos "autos") para poder hacer nuestro trabajo. Aunque aún usamos algo de papel para algunos formularios o registros, lo cierto es que la mayoría de la información (imágenes, resultados de laboratorio, etc.) ya es digital. La mayoría de los hospitales ya usan —o están en proceso de adoptar— sistemas electrónicos para manejar historiales, solicitudes, comunicaciones, etc.

Como esta transición digital no ocurre de golpe, los hospitales suelen acabar con múltiples programas que no siempre se comunican bien entre sí, y que además requieren distintas configuraciones técnicas para que funcionen en cada computadora.

Algunos hospitales decidieron apostar fuerte por unificar todo bajo una misma plataforma. Con eso, no solo solucionan los problemas más evidentes de compatibilidad y de compartir información entre sistemas (que muchas veces los departamentos de TI intentan resolver a medias con motores de integración), sino que también resuelven algo que pocos ven: los problemas de los usuarios finales, como tener que ajustar una sola computadora compartida entre muchos, con configuraciones que cambian todo el tiempo y deben ser precisas para que los programas funcionen.

Pero otros hospitales, por decisión propia o por falta de visión, optan por un enfoque más conservador. Mantienen muchos sistemas distintos creyendo que ahorran dinero, sin darse cuenta del tiempo que se pierde, la productividad que se reduce y, lo más grave, los riesgos que se generan para los pacientes.

Como médicos, necesitamos revisar múltiples resultados y documentos para hacer un diagnóstico certero, y el tiempo que tenemos es limitado. Tener que cambiar de computadora varias veces por hora porque algo no abre, un programa no carga o no se puede acceder a una base de datos, es frustrante y poco eficiente. Si te pasa varias veces en un día, llega un momento en que uno quiere tirar la computadora por la ventana. A veces bromeo que por eso el sistema operativo se llama como se llama.

Pero más allá del fastidio, no tener acceso a los datos de los pacientes cuando los necesitamos no solo retrasa diagnósticos y tratamientos: también pone en riesgo su seguridad. ¿Para qué confiar en información parcial que te dice un familiar o en la interpretación de otro médico, si podríamos ver directamente los datos originales? Una información incorrecta podría llevar a dar un medicamento que ya causó alergia, a repetir un estudio con radiación, o a generar complicaciones evitables.

Los problemas de hardware —como un mouse, teclado, impresora o batería que no funciona— también son un dolor de cabeza. Y lo peor es no saber a quién llamar o no tener claro si tu solicitud es tratada como urgente. Si no se resuelve a tiempo, puede afectar a todo un equipo en un área crítica del hospital.

Con el software es aún más complejo. A veces el error solo aparece con un programa específico, o en una computadora con una configuración en particular. Lo ideal sería que, una vez se soluciona un error, esa solución se aplique a todos los equipos del hospital y no que dependa de que alguien más reporte lo mismo.

Los problemas de tecnología no se solucionan con una sola persona y una sola acción. Requieren trabajo conjunto y seguimiento.

Yo he intentado muchas veces organizar con el equipo de TI arreglos masivos de computadoras en ciertos sectores. Todo parece ir bien por una o dos semanas, y luego los errores empiezan a reaparecer. Me sorprendió ver cuántas cosas distintas pueden fallar en tan poco tiempo. Después de unas semanas, todo vuelve al punto de partida.

Comparto esto para invitar a la reflexión: ¿Qué otros enfoques podríamos tener para mejorar esta situación y trabajar con mayor seguridad y eficiencia?

A nivel nacional, invertir en sistemas digitales de salud unificados traería beneficios enormes para todos. Poder acceder a la historia clínica, diagnósticos, tratamientos, medicamentos actuales, alergias, exámenes y recetas, mejoraría la eficiencia en todos los niveles del sistema de salud, y eso se traduciría en un mejor cuidado del paciente.

Me ha tocado ver la cara de asombro de pacientes mayores cuando les digo que no tenemos acceso inmediato a toda su información médica. Y eso, mientras todos llevamos en el bolsillo un teléfono capaz de conectarse al mundo entero.

A nivel hospitalario, esto implica invertir en soluciones integradas y no en parches que apenas logran conectar sistemas distintos. También significa tener un programa sólido para reemplazar equipos antiguos, y mantener configuraciones óptimas que funcionen bien en todo el hospital, gracias a una estandarización clara y bien organizada.

A nivel individual, el reto es asumir un sentido compartido de responsabilidad con los equipos tecnológicos. Como médicos o enfermeros, solemos decir que no tenemos tiempo para reportar problemas de TI, pero olvidamos que, al no hacerlo, perdemos más tiempo lidiando con fallas. Si aprendemos a cuidar los equipos que compartimos y reportamos a tiempo lo que no funciona, nuestra experiencia con la tecnología mejorará notablemente.

Al fin y al cabo, todos nos aseguramos de que nuestro estetoscopio funcione, que nuestra linterna tenga batería, que nuestros bolígrafos escriban, y que tengamos todos los accesos para trabajar. Entonces, demos un paso más y cuidemos también el equipo que usamos entre todos.

Por ejemplo, cuando estoy apurado, le tomo una foto al número del PC y anoto qué no funciona. Luego lo reporto cuando tengo un momento libre.

Muchos soñamos con que algún día todos los sistemas que usamos —programas y equipos— tengan un botón que diga: "Arréglame". Algo tan simple como apretar un botón para reportar que algo no funciona, sin tener que llenar formularios, mandar correos o llamar a un centro de atención.

Hoy, el Word que estoy usando para escribir esto ya tiene un botón de "*Feedback*". ¿Por qué no podrían tenerlo también todos los programas que usamos los médicos?

Antes de pasar al siguiente capítulo, te dejo este mensaje para compartir:

> Ser amable en el trabajo también es cuidar un poco a las máquinas.

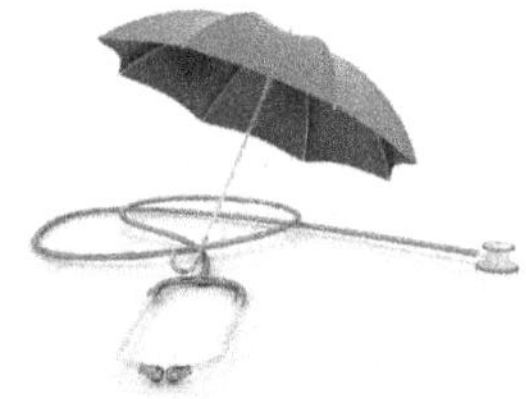

PROTEGERTE TAMBIÉN IMPORTA: ELIGE CON INTELIGENCIA

La inspiración para escribir este capítulo surgió al notar la gran diferencia que existe entre la protección que reciben los pacientes y la que reciben los médicos.

Buscar el equilibrio es algo instintivo. Desde que asociamos la simetría con la belleza, hasta cuando sentimos rabia o celos ante el trato desigual —emociones que no son exclusivas de los humanos—, está claro que todos anhelamos justicia.

Tras décadas de una medicina practicada desde un enfoque paternalista y autoritario, y luego de algunos casos graves de abuso de poder y conducta criminal por parte de unos pocos médicos, era natural que el sistema se enfocara en proteger a los pacientes. Por eso, surgieron muchas normativas y mecanismos para vigilar de cerca el comportamiento médico.

Y aunque hay excepciones, estoy convencido de que la mayoría de los médicos hace enormes esfuerzos por cuidar a sus pacientes: desde educarlos para prevenir enfermedades, hasta evaluar cuidadosamente el riesgo y beneficio de cada examen, procedimiento o tratamiento; pasando por la detección temprana de patologías y la notificación inmediata de riesgos o incidentes, aplicando estrategias para prevenirlos o minimizarlos.

El problema aparece cuando ese péndulo de protección se va demasiado hacia un lado. Vemos cómo las instituciones sanitarias, los entes reguladores, los responsables de diseñar políticas públicas, los grupos de defensa del paciente, los abogados e incluso la policía desarrollan sistemas complejos para proteger al paciente de los "malos médicos", pero no hacen lo mismo para proteger a los médicos de pacientes abusivos, agresivos o violentos.

Hoy, cada vez más profesionales de la salud denuncian haber sido víctimas de insultos, amenazas y agresiones físicas por parte de pacientes o familiares. Tristemente, eso ha sido común en algunos países en desarrollo. Lo alarmante es ver cómo ahora ocurre también en países altamente desarrollados, donde antes se valoraba y respetaba profundamente a los trabajadores de la salud. Basta recordar el inicio de la pandemia de COVID: en muchos lugares nos aplaudían cada semana, y no mucho después, algunos de nosotros fuimos agredidos.

Hoy es casi una norma que los hospitales cuenten con seguridad las 24 horas, carteles visibles que advierten sobre sanciones por agresiones, y botones de pánico en ciertas áreas para pedir ayuda inmediata. También han comenzado a mejorar —aunque lentamente— los protocolos para atendernos cuando somos víctimas de violencia, tomando ideas de organizaciones con más experiencia en estos temas, como las fuerzas armadas o la policía.

Pero hay una forma de agresión que no siempre se ve venir: el abuso telefónico o por internet. Aunque podamos sentirnos seguros cuando un guardia actúa ante una agresión física, muchos quedamos totalmente expuestos cuando el ataque ocurre en redes sociales. ¿La solución? Debería ser simple.

A mí me ocurrió en Twitter: recibí publicaciones difamatorias y se lo informé a mi empleador de ese entonces. Lo que vino después me hizo sentir desprotegido. Tenían buenos protocolos para casos de violencia física, pero no existía nada concreto para enfrentar el abuso verbal, las amenazas, el daño a la reputación o el acoso digital.

En situaciones así, muchos terminamos actuando por cuenta propia, sin mucho respaldo de las mismas instituciones a las que hemos dedicado nuestra carrera. Para colmo, descubrí que Twitter no consideraba que lo que me hicieron violaba sus políticas. No eliminaron nada. Lo más frustrante fue que el plan de protección médica que llevaba años pagando me ofreció apenas un par de consejos generales, dejando claro lo poco que hoy podemos hacer ante este tipo de ataques.

Sí, sé que uno puede iniciar acciones legales por difamación. Pero, ¿no sería más lógico y sencillo que los empleadores incluyeran este tipo de situaciones dentro de sus políticas de protección, y que las compañías aseguradoras o los planes de defensa médica también las cubrieran?

Algunas formas de acoso y maltrato llegan en forma de llamadas telefónicas, correos electrónicos o cartas. Por eso, aprovecho esta oportunidad para agradecer a los operadores telefónicos, recepcionistas, secretarias, equipos de relaciones públicas y departamentos de comunicación por filtrar la mayoría de estos ataques antes de que lleguen a nosotros, los médicos. Gracias por su valiosa labor.

En lo que respecta a los pacientes, familiares o cuidadores que tienen dificultades para comunicarse con un área o con un médico en particular, en algunos países existe la opción de contactar con un Servicio de Atención y Enlace al Paciente (conocido como PALS, por sus siglas en inglés). Esta unidad funciona como un punto de contacto especializado para resolver problemas de comunicación. Dado que hay departamentos con poco personal, teléfonos sin atender y horarios de atención poco claros, el servicio de PALS resulta fundamental para cerrar esas brechas y dar respuestas oportunas a las inquietudes más importantes. Gracias a esta intervención, muchas veces se evita que la frustración del paciente, o de su entorno, escale hasta convertirse en una queja o agresión.

Cualquiera que trabaje con el público sabe que las quejas son un arma de doble filo: por un lado, son una vía legítima para que pacientes y cuidadores expresen preocupaciones; por otro, ofrecen a las instituciones médicas la posibilidad de investigar incidentes que podrían haber pasado desapercibidos. Además, constituyen un canal adicional de comunicación con la comunidad, lo que puede ayudar a evitar que los conflictos crezcan. Pacientes y cuidadores tienen derecho a presentar sus quejas por escrito, pedir aclaraciones sobre las respuestas recibidas, e incluso escalar el caso a una defensoría independiente si no están satisfechos con la respuesta oficial.

Ahora bien, del otro lado, las instituciones de salud están obligadas a responder dentro de un marco legal que impone plazos estrictos. Y cuando es el médico quien debe redactar la respuesta a una queja, a menudo se encuentra con poco tiempo y mucho estrés. Según la longitud, complejidad o cantidad de quejas, el tiempo necesario para elaborar una buena respuesta puede variar, y no siempre contamos con suficiente apoyo institucional. Esto obliga al médico a invertir muchas horas que debería estar dedicando a atender pacientes. Una forma en la que las organizaciones podrían mejorar la eficiencia en el manejo de quejas sería contratar personal especializado y capacitado en el tema. Como médico, recibir un borrador ya preparado sobre el que trabajar ahorra tiempo y permite enfocarse en lo esencial: el cuidado de las personas.

Otra fuente de gran frustración para los médicos es enfrentar acusaciones falsas sobre nuestra competencia, seguridad o desempeño clínico. Hoy en día, cualquiera puede presentar una denuncia contra un médico ante su empleador, el ente regulador, la policía o incluso en tribunales civiles o penales. Y en algunos casos desafortunados, estas denuncias pueden presentarse simultáneamente, sometiendo al profesional a múltiples investigaciones paralelas. Por eso, muchos médicos optan por contratar seguros o planes adicionales con sociedades de protección profesional o aseguradoras, además de lo que ofrece su lugar de trabajo.[10] Hay una percepción bastante común de que, llegado el caso, el empleador podría preocuparse más por proteger su imagen institucional que por defender a su personal, lo que lleva a muchos médicos a adquirir de forma independiente estas coberturas, que incluyen asesoría legal y costos judiciales.

Dado el abanico de posibles riesgos y escenarios, lo más sensato es dedicar un tiempo a leer con atención los contratos, comparar coberturas y entender bien los detalles de cada póliza, tal como hacemos con el seguro del auto u otros servicios. La verdad es que pocos lo hacemos hasta que necesitamos usarlo. Lamentablemente, no existen sitios web que nos permitan comparar fácilmente las características clave de estas coberturas profesionales, lo que vuelve mucho más lento y complicado encontrar la opción adecuada.

En general, las sociedades de ayuda mutua suelen ofrecer una cobertura tanto prospectiva como retrospectiva. Es decir, su protección no se limita exclusivamente a la vigencia del contrato, sino que puede incluir asistencia para incidentes ocurridos durante el período cubierto por dicho acuerdo, lo que las hace una opción competitiva frente a las

10 Esto puede variar considerablemente de un país a otro; por eso, te recomiendo consultar las normativas y formas de protección médica disponibles en el país donde ejerces tu profesión.

aseguradoras tradicionales. Sin embargo, esta cobertura no siempre es automática o garantizada. En muchos casos, es discrecional: un comité interno evalúa si el caso merece defensa o si, por el contrario, consideran que lo sucedido es indefendible, es decir, que el actuar del médico fue tan alejado de lo que la mayoría de sus colegas habría hecho en circunstancias similares, que deciden no brindar respaldo.

Esto plantea una preocupación real: la incertidumbre de no saber si estarás cubierto cada vez que te desvíes de una pauta o guía clínica. Como médicos, sabemos que las guías son eso: orientaciones generales basadas en grandes estudios sobre cómo tratar ciertas enfermedades. Pero también reconocemos sus limitaciones. Muchas veces esos estudios no incluyen pacientes del mundo real —como adultos mayores, personas con múltiples enfermedades o aquellos que reciben varios tratamientos a la vez—, por lo que aplicamos sus recomendaciones con criterio, combinándolas con nuestros conocimientos de base y la experiencia clínica.

Sin embargo, cada vez es más común que los médicos sean cuestionados legalmente por "no seguir" determinadas guías. Esto ha llevado a que documentemos con mayor frecuencia en la historia clínica los motivos por los que decidimos apartarnos de ellas.

Ahora bien, ¿qué pasaría con la medicina si tuviéramos que actuar como abogados, siguiendo cada pauta al pie de la letra y justificando por escrito cada excepción, solo para protegernos ante una posible demanda?

Si consideramos el tiempo que ya dedicamos a ver a cada paciente y a escribir las notas clínicas, y le sumamos el tiempo adicional que implicaría generar una documentación impecable desde el punto de vista legal, probablemente nuestra productividad se reduciría a la mitad. Eso se traduce en ver menos pacientes al día o necesitar el doble de médicos para atender al mismo número de personas.

En un mundo ideal —una especie de Utopía médica— podríamos contar con secretarios entrenados tanto en medicina como en leyes que nos siguieran a todos, registrando con precisión legal cada detalle clínico. Pero volvamos a la realidad: lo verdaderamente posible es promover una mayor flexibilidad al momento de evaluar el comportamiento profesional del médico en tribunales o comités éticos, considerando el contexto clínico y la individualidad del caso.

Otra consecuencia preocupante de esta sensación de desprotección es el aumento de la medicina defensiva. Esto implica, por ejemplo, ordenar numerosos exámenes o derivaciones a especialistas para evitar omitir un diagnóstico y distribuir la responsabilidad entre varios. El problema es que este enfoque expone al paciente a mayores riesgos: más complicaciones, hallazgos incidentales que no tienen relevancia clínica pero que generan más estudios y procedimientos innecesarios.

La medicina defensiva también puede derivar en administrar tratamientos sin tener certeza diagnóstica, usando protocolos genéricos que no toman en cuenta las necesidades específicas del paciente. El resultado: malgasto de recursos, mayor riesgo y una atención de menor calidad.

También conviene reflexionar sobre el conflicto que surge entre dos fuerzas opuestas. Por un lado, la medicina de precisión —impulsada por los avances tecnológicos—, que permite analizar a fondo el ADN, el metabolismo y el microbioma del paciente para ofrecer tratamientos personalizados. Por otro, las guías clínicas que, basadas en estudios a gran escala, promueven tratamientos estandarizados para todos los pacientes con un mismo diagnóstico.

Lo cierto es que los médicos que siguen las recomendaciones

oficiales dentro de un marco regulado suelen estar mucho más protegidos legalmente que aquellos que adoptan enfoques como la medicina funcional o integrativa. Esto se debe a que las expectativas jurídicas y profesionales tienden a aplicarse incluso fuera de los campos para los que originalmente se establecieron.

Estas distorsiones afectan por igual a los comités de las sociedades de ayuda mutua, a los tribunales profesionales y a los sistemas judiciales. Las compañías de seguros, por su parte, pueden aplicar primas más altas cuando consideran que un profesional representa un perfil de riesgo elevado.

¿CUÁLES SON LAS CONSECUENCIAS DE UNA PROTECCIÓN INCOMPLETA?

El nivel de estrés al que están expuestos los médicos cuando enfrentan procesos legales o disciplinarios —ya sea por parte de empleadores, organismos reguladores, la policía o el sistema judicial— es incalculable. Este tipo de experiencias ha estado vinculado a eventos que cambian radicalmente la vida de los profesionales: desde bancarrotas y largos periodos fuera de la práctica médica, hasta enfermedades físicas o mentales, abandono de la carrera, e incluso suicidios.

El solo hecho de saber que podrías ser tú el siguiente, especialmente si no cuentas con una protección completa y garantizada, puede convertirse en una fuente constante de ansiedad. Es como vivir con la espada de Damocles sobre la cabeza. Leer sobre casos mediáticos, ver a colegas involucrados en situaciones complicadas, o revisar los boletines de los entes reguladores y sociedades de protección médica, contribuye a crear una sensación de amenaza constante que, sin duda, no es saludable.

Antes de pasar al siguiente capítulo, aquí van algunas reflexiones importantes, tanto si eres médico como si formas parte del sistema de salud:

- Elige con inteligencia el nivel de protección que mejor se adapte a tu situación profesional. Evalúa tus riesgos y el tipo de respaldo que realmente necesitas.
- Deja constancia escrita y clara de las decisiones clínicas que tomas, incluyendo los motivos y razonamientos detrás de cada tratamiento o examen solicitado.[11]
- Fomenta la comunicación con todos los actores involucrados: colegas, pacientes, familiares, y otros profesionales de la salud. Muchas veces los conflictos legales surgen por malentendidos, suposiciones o distorsiones que podrían haberse resuelto con una conversación a tiempo.
- Dialoga abiertamente con tus empleadores, aseguradoras y entes reguladores sobre sus responsabilidades hacia ti como profesional, y haz escuchar tu voz cuando no estén cumpliendo con sus deberes.
- Denuncia los abusos a través de los canales formales disponibles: seguridad institucional, jefes directos, responsables de gestión de riesgos, departamentos legales, la policía, etc.
- Apoya a tus colegas cuando estén atravesando momentos difíciles, incluso si se trata de ayudar con campañas de recaudación para enfrentar procesos legales complejos o mediáticos.
- Recuerda que los ataques no siempre son físicos o verbales;

11 Esto no significa, necesariamente, llegar al extremo de incluir citas de artículos científicos y guías clínicas en nuestras cartas de respuesta, como he visto hacer a algunos colegas.

también existen formas más sutiles pero igualmente dañinas, como la difamación en línea o el acoso por redes sociales.

- Súmate a sindicatos y asociaciones profesionales. Compartir tus aprendizajes y experiencias puede fortalecer la comunidad médica y generar redes de apoyo más sólidas.
- Cuida a los médicos como cuidamos a los pacientes. La protección debe ser una calle de doble sentido.

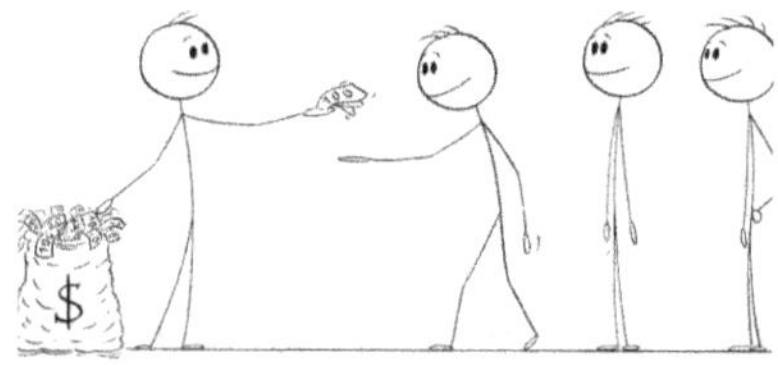

¿SIENTES QUE NO TE PAGAN LO SUFICIENTE? AUMENTA TU VALOR

"El único propósito del dinero es expresar gratitud."
—Tony J. Selimi

Este capítulo nació al observar una realidad dolorosa: muchos médicos en el mundo, a pesar de realizar una labor extraordinaria, dedicar años a su formación y salvar vidas, no pueden ni siquiera acceder a una hipoteca para tener un hogar. Mientras tanto, profesiones que no requieren formación académica ni implican la responsabilidad de cuidar vidas humanas, reciben ingresos que no son el doble ni el triple, sino, en algunos casos, cientos o miles de veces mayores.

Además, los salarios médicos varían enormemente de un país a otro. Algunas diferencias se explican por el valor de la moneda local, otras por el tipo de sistema de salud (público o privado), el modelo de reembolso o el costo general de la atención médica en cada nación.[12] En ciertos países, los médicos también deben asumir costos elevados en seguros y gastos legales.

Ahora bien, si comparamos el ingreso médico con el poder adquisitivo real —es decir, considerando el costo de vida y el salario

12 Lo cual, por cierto, no se traduce automáticamente en una mejor calidad de atención médica, si tomamos como referencia los indicadores de salud de la población.

promedio en ese país— también se observan grandes contrastes. En otras palabras, en algunos países los médicos ganan relativamente poco; en otros, bastante más.

Estas desigualdades sin duda influyen en la migración de médicos, aunque no es el único motivo. Para los países de origen, que han invertido grandes sumas en formar a estos profesionales, esta emigración constante representa una fuga de talento y de recursos humanos calificados.

Algunas naciones intentan frenar la emigración o controlar la inmigración médica mediante restricciones, mientras que otras promueven activamente la llegada de médicos extranjeros para suplir sus propias carencias, ofreciendo incentivos atractivos. Aun así, resulta difícil de entender cómo en tantos países la cantidad de médicos formados no se ajusta a las necesidades reales: algunos educan más médicos de los que pueden emplear, mientras que otros se quedan cortos y dependen crónicamente de profesionales formados en el extranjero.

Vale la pena preguntarse: ¿qué otras formas de riqueza o beneficios tenemos los médicos que no estamos viendo?

Dependiendo del sistema de salud donde trabajemos, podríamos estar recibiendo beneficios adicionales: descuentos, bonificaciones, regalos, planes de protección, acceso preferencial a ciertos servicios, aportes previsionales, contribuciones a seguros de salud, deducciones fiscales, entre otros. Todo eso también es parte de la compensación, aunque muchas veces pasamos por alto ese valor.

Por ejemplo, en algunos países es común —incluso se espera— que los pacientes entreguen regalos o dinero a los médicos como muestra de agradecimiento. En cambio, en la mayoría de países occidentales esta práctica se considera riesgosa, ya que podría generar desigualdad entre pacientes más o menos pudientes, y se desincentiva o directamente se prohíbe. Sin embargo, para un médico con bajo salario en esos contextos, ese ingreso extra puede ser la diferencia entre llegar o no a fin de mes.

En cuanto a los bonos por desempeño, estos parecen más habituales en el ámbito privado o en el mundo corporativo que en la sanidad pública. No obstante, muchos de nosotros desconocemos que en algunos sistemas de salud sí existen incentivos similares, aunque adopten otras formas.

Por ejemplo, puede haber pequeños bonos o premios por méritos en el área clínica, educativa o de investigación. También pueden existir programas que faciliten la compra de medios de transporte (como autos o bicicletas) o tecnología (computadoras, teléfonos, etc.), permitiendo descontar parte del sueldo antes de aplicar los impuestos. Otros esquemas incluyen el acceso a descuentos locales o nacionales; muchas veces no están bien difundidos, y me pasa seguido que, cuando un colega menciona haber aprovechado alguno, pienso: "Ojalá hubiera preguntado o revisado antes". La lección es clara: si no preguntamos, no conseguimos nada.

Algunos de estos beneficios o descuentos pueden ser gestionados directamente por nuestros empleadores; otros los ofrecen organizaciones a las que ya pertenecemos o están disponibles a nivel nacional para todos los médicos.

Otro ejemplo: durante el confinamiento por la pandemia de COVID-19, aunque pronto nos cansamos de los aplausos, agradecimos gestos simples como que nos dejaran pasar al frente en una larga fila del supermercado al final de una jornada agotadora, o que nos ofrecieran muestras gratuitas de comida, bebidas u otros productos en nuestro lugar de trabajo.

Esto demuestra que cuando se flexibilizan las normas sobre la recepción de regalos o donaciones, el efecto puede ser muy positivo para médicos y trabajadores de la salud. Nos hace sentir valorados, especialmente en momentos en los que arriesgamos la vida, y además ayuda a mantenernos productivos y enfocados en salvar vidas.

También nos sentimos reconocidos cuando, fuera del entorno laboral, las personas nos tratan con amabilidad. Aún hoy me cruzo con comerciantes o empleados de atención al público que, al saber a qué me dedico, expresan su gratitud con una actitud especialmente cordial. No aumenta mi salario, pero muchas veces me alegra el día.

Otros beneficios no tan visibles son las contribuciones que nuestros empleadores hacen a planes de pensión y seguridad social (impuestos), el acceso a formación gratuita dentro de la organización, o el apoyo económico para estudios externos. Comparado con colegas que trabajan de forma independiente, nosotros tenemos vacaciones pagadas y seguimos recibiendo salario en caso de enfermedad. En este último punto, las políticas varían bastante entre países, y en algunos casos es posible contratar seguros que extienden esta cobertura más allá de los límites habituales del contrato, si se trata de una enfermedad prolongada o permanente.

Por lo general, solemos enfocarnos en el sueldo neto, después de impuestos y deducciones, y en cómo incrementarlo: avanzar profesionalmente, aumentar las horas contratadas, hacer turnos extras en la misma institución, o incluso trabajar en otras (a través de agencias, por ejemplo), o emprender práctica privada (como complemento, en parte o de manera exclusiva). En general, todas estas opciones solo son viables si podemos asumir la carga adicional sin caer en el estrés, y si además cultivamos buenas relaciones y gratitud, lo cual naturalmente atrae más oportunidades.

La mayoría de nosotros, los médicos, no hemos recibido formación financiera. ¿Pero a qué costo?

Tal vez ya es hora de quitarnos la venda y empezar a ver que existen otras formas de construir patrimonio más allá del sueldo. Una alternativa es buscar asesores financieros especializados en médicos, que orienten sobre estrategias de ahorro e inversión.

Para algunos, puede resultar interesante el creciente fenómeno del emprendimiento médico. Antes se pensaba que solo aquellos que hacían un descubrimiento patentable podían ganar dinero fuera de la medicina. Pero con el tiempo me di cuenta de que hay cada vez más colegas que crean startups en áreas relacionadas con la salud (como informática médica, biotecnología, cosmética, suplementos, bienestar, etc.) para complementar sus ingresos. Otros se inclinan por negocios que nada tienen que ver con la medicina, como bienes raíces, entretenimiento, escritura, entre otros, para generar riqueza.

Después de todo, diversificar nuestras fuentes de ingreso no solo nos beneficia a nosotros, también es positivo para nuestros empleadores. Por ejemplo, si se nos motivara activamente y se nos ofreciera apoyo real para emprender, disminuiría nuestra búsqueda constante de mejores oportunidades laborales y aumentaría la retención del personal. Además, esto fomentaría la creación de emprendimientos conjuntos, asociaciones estratégicas, patentes, registros de marca, y más, generando beneficios para todo el sistema de salud. Y esa es una idea que vale la pena adoptar.

También podrías empezar a planificar un sistema regular de ahorro e inversión como parte clave para construir tu patrimonio. ¿Por qué? Porque cuando sentimos que no podemos proveer adecuadamente para nosotros y nuestras familias, vivimos en un estado de estrés constante que afecta todas las áreas de nuestra vida. Se ha demostrado que los empleados estresados son menos productivos, cometen más errores, se enferman con mayor frecuencia, tienen menor compromiso, cambian de empleo más seguido y muestran menos lealtad y dedicación.

En otras palabras, *los médicos bien remunerados, valorados y sin estrés son mejores médicos*: brindan una atención de mayor calidad y, a largo plazo, reducen costos.

Confío en que todo lo que he compartido sirva para activar tu creatividad en la construcción de riqueza. Aquí va un resumen de acciones concretas que puedes tomar, tanto como médico como empleador:

- Mira más allá del salario y reconoce las múltiples formas de riqueza a tu alcance.
- Cultiva la gratitud y el carisma.
- Considera planes de protección salarial u opciones similares.
- Busca asesoría financiera para invertir y diversificar tu dinero.
- Remunera bien a los médicos, crea programas de incentivos y enséñales a valorar los beneficios más allá del sueldo.
- Equilibra el costo de un mejor salario con los ahorros derivados de menores tasas de ausentismo, menor rotación de personal, menos necesidad de contratar suplencias, menos litigios, menores primas de seguros, y mayor productividad, estabilidad, motivación y satisfacción laboral.
- Fomenta y apoya activamente el emprendimiento entre médicos y organizaciones de salud.

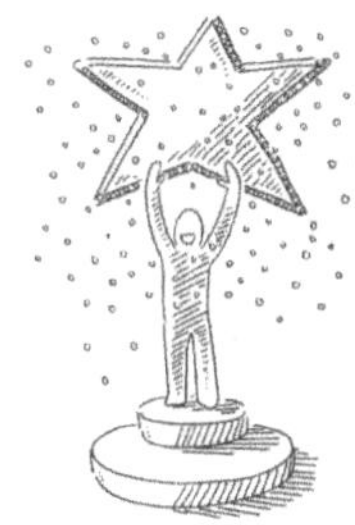

HONRA TU GRANDEZA Y PROSPERA

"Sé tú mismo, los demás ya están ocupados."
—Oscar Wilde

Uno de los grandes placeres de ejercer la medicina es acompañar a colegas más jóvenes mientras superan obstáculos, crecen, se transforman en mejores personas y prosperan en la profesión. Ser testigo de ese proceso es profundamente gratificante.

La realidad es que todos tenemos un rol en ese camino. Lo sepamos o no, de forma formal o informal, directa o indirectamente, nos enseñamos e influimos mutuamente en un ciclo constante.

Por eso se nos recuerda tantas veces que debemos actuar con profesionalismo, ser ejemplos a seguir, y ajustarnos a ciertos códigos —algunos escritos y otros no— sobre lo que se espera de un médico según organismos reguladores, asociaciones profesionales y empleadores.

Pero, ¿alguna vez sentiste que algo no encajaba del todo? ¿Has experimentado una especie de resistencia, un impulso interior que se rebela, aunque estés de acuerdo con esos principios éticos y expectativas generales?

Del mismo modo, ¿has sentido que no podías ser completamente tú en el trabajo? ¿Que no era posible decir lo que realmente pensabas o mostrar ciertos rasgos de tu personalidad? Según mi experiencia, esto es más común de lo que parece en muchos entornos laborales. Entonces, ¿por qué es importante honrar nuestra grandeza y buscar formas más auténticas de prosperar?

Al mirar hacia atrás en mis años de estudio y ejercicio profesional, valoro profundamente las historias y enseñanzas de todos mis profesores, tanto los que consideré buenos como los que no tanto. Incluso les agradezco a estos últimos. Sí, a los "malos" también. Seamos humildes y reconozcamos que en algún momento todos podemos haber sido malos maestros. A fin de cuentas, aprendemos observando tanto buenos como malos ejemplos. ¿Por qué no aprovechar cada situación para aprender y mejorar nuestra forma de enseñar?

Quienes consideramos malos maestros también contribuyeron a que hoy seamos quienes somos. Cada vez que enfrentamos un reto, recibir apoyo o ser desafiados moldea nuestro carácter, afina nuestro pensamiento crítico y desarrolla habilidades para tomar decisiones más sabias.

Si no hubiéramos superado obstáculos una y otra vez, seguiríamos en pañales. Y si no hubiéramos recibido apoyo y cuidado, probablemente estaríamos en una espiral descendente. El crecimiento continuo requiere ambas cosas: sostén y desafío.

En ese camino constante de aprendizaje y evolución, nos influencian muchas voces. Partimos con creencias heredadas —de la familia, la cultura, la religión, los amigos— y luego absorbemos otras de maestros, profesores, colegas o jefes. Nos cruzamos con mentores, figuras inspiradoras, autoridades, adversarios, e incluso malos ejemplos. Todos ellos dejan huella.

Nos guste o no, nuestras ideas, opiniones y comportamientos cambian con el tiempo. A veces, en momentos de lucidez, notamos lo distinto que pensábamos o actuábamos en el pasado y no podemos evitar reírnos de lo ingenuos que éramos.

Ante tanta influencia externa, surge una pregunta inevitable: ¿cuándo comienza realmente nuestro camino hacia la autenticidad? Y lo más importante: ¿qué significa ser auténtico? ¿Es algo que podemos alcanzar?

Existen excelentes libros para explorar esas grandes preguntas existenciales, pero en este caso enfoquémonos en los beneficios de ser auténticos en nuestro entorno laboral como médicos.

Y, para empezar, expliquemos por qué imponer nuestros valores a los demás no funciona.

Todos hemos estado en el lugar del que recibe órdenes para hacer algo que no quiere. En *The Unfakeable Code*®, el autor propone una nueva forma de comunicarnos que invita al cumplimiento de normas sin necesidad de imponerlas. Aunque en el pasado los castigos y recompensas podían funcionar, un sistema de salud moderno se beneficiaría mucho más si supiera cómo inspirar a los médicos sin dar órdenes.

Cuando nos dicen qué hacer, una parte de nosotros se siente restringida, incómoda, forzada a encajar en una caja. A veces esa incomodidad apenas se nota, como un murmullo constante. Otras veces, la sentimos con fuerza cuando tenemos que "tragarnos las palabras" y callar lo que realmente pensamos. También es común que tomemos conciencia de esa disonancia entre lo que mostramos y lo que pensamos solo cuando, por ejemplo, trabajamos en terapia, coaching o consejería.

Cuanto menos auténticos somos, más se limitan nuestro pensamiento libre, nuestra creatividad, y nuestra capacidad de conectar con otros desde la vulnerabilidad. Y por instinto, tendemos a desconfiar de las personas que nos parecen poco auténticas. Como la confianza es clave en cualquier relación con colegas o pacientes, conviene no caer en esa trampa.

PODEMOS SER PROFESIONALES Y AUTÉNTICOS AL MISMO TIEMPO

Sí, suena un poco contradictorio. Déjame explicarte.

El dilema está en que se espera que los médicos cambien su forma de ser para ajustarse a un conjunto de reglas que, en realidad, poco tienen que ver con su experiencia profesional. Esto no solo genera frustración, sino que también nos empuja a adoptar otra "máscara" que nos hace sentir atrapados, falsos, y, con el tiempo, detestar o abandonar una vocación que amamos.

Para evitar eso, permite que tu autenticidad —incluso tu rareza— se asome por entre las costuras de ese molde. Aprende a dejar de preocuparte por el "¿y qué van a pensar?", por ser juzgado, por no caerle bien a todos, por sonar o parecer distinto.

Honestamente, las personas más interesantes e inspiradoras que he conocido en mi vida profesional —y que aún recuerdo con cariño y admiración— no solo eran excelentes médicos, mentores y educadores. Eran también seres únicos, fascinantes, que no temían mostrar tanto su sabiduría como su lado más divertido, su profundidad como su ligereza, su cortesía como su rudeza. En fin, mostraban ambas caras de la moneda, y eso es lo que realmente motiva a otros a brillar con luz propia.

Pasamos demasiado tiempo preocupados por lo que los demás

piensan de nosotros, pero seamos francos: no se puede agradar a todo el mundo. Es física, estadística y prácticamente imposible. Por más que lo intentes, siempre habrá alguien que te critique por lo que piensas, cómo actúas, cómo vistes, cómo hablas, qué estudiaste, lo que sea.

Entonces, en lugar de invertir energía en una meta inalcanzable como complacer a todos o ajustarte a las expectativas ajenas, ¿por qué no usar esa energía para ser tu versión más plena y enfocarte en lo que realmente te hace crecer como médico?

Y cuando tus valores personales están alineados con los valores del lugar donde trabajas, imagina el estallido de creatividad que puede surgir de esa sinergia.

Aunque a veces el entorno laboral nos haga sentir que somos piezas intercambiables, que nuestro puesto será ocupado apenas crucemos la puerta, que no se espera nada especial de nosotros, la verdad es que toda organización está sedienta de talento. Necesitan personas con ideas frescas, con cualidades únicas, que no solo aporten valor, sino que además inspiren a los demás a ser más auténticos. ¿Por qué no decimos eso con sinceridad en las convocatorias de empleo?

Los dones que puedes aportar como médico a cualquier institución de salud son infinitos. Tal vez no todos descubramos la cura del siglo, pero lo que le das a tus colegas y a tus pacientes es absolutamente único: tu experiencia, tu forma de ser, tus habilidades técnicas, tu inteligencia emocional... la lista sigue.

La próxima vez que dudes si tienes algo valioso que ofrecer, toma papel y lápiz —o abre un documento en la computadora— y empieza a escribir todo lo que haces, todo lo que sabes hacer, todo lo que has hecho en el último día, en la semana, el mes, el año, incluso en la última década. Sigue escribiendo. Luego mira esas páginas llenas de palabras. ¿Sientes gratitud? ¿Reconoces lo increíble que eres? Si no, sigue escribiendo hasta que lo hagas.

A mí, por ejemplo, me pasa cuando me toca preparar mi evaluación anual o actualizar mi currículum. Al principio siempre creo que no he hecho nada especial. Pero conforme reviso mis notas, mis correos, las reuniones, los cursos, los proyectos y conferencias en los que participé, me doy cuenta de todo lo que logré. Y eso despierta en mí un profundo agradecimiento y orgullo por el camino recorrido.

Así es como también tú puedes activar ese sentimiento de gratitud.

Recuerda: *los médicos empoderados fomentan la excelencia y un espíritu de colaboración esencial para Transformando el cuidado de la salud con propósito*®.

Gracias por acompañarme en esta reflexión.

Dr. Pietro Emanuele Garbelli

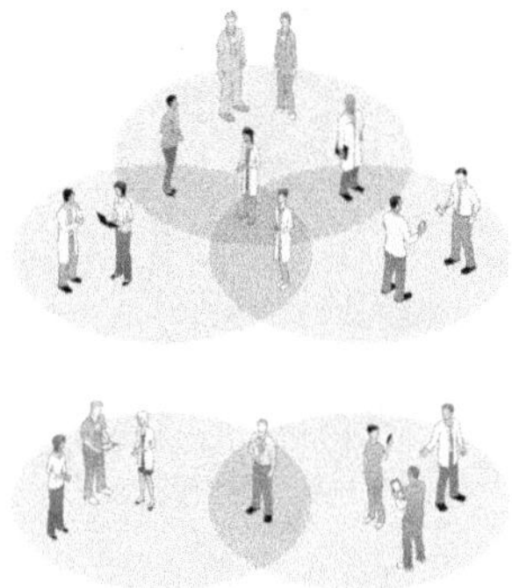

PRÓXIMOS PASOS

Confío en que este libro te haya sido útil y que hayas encontrado herramientas valiosas para mejorar tu vida profesional como médico. A continuación, te comparto algunas acciones que puedes tomar:

1. Agenda una consulta personalizada con Thriving Healthcare™
2. Invítame a dar una conferencia en tu evento para educar e inspirar a tu audiencia.
3. Entrevístame para tu programa de televisión, radio, pódcast, revista o boletín.
4. Escribe una reseña en Amazon u otra plataforma y ayuda a otros médicos a crecer.
5. Suscríbete a mi boletín *Doctor's Empowerment.*
6. Sígueme y conecta conmigo en redes sociales.

SOBRE EL AUTOR

Formado en medicina tanto en Italia como en el Reino Unido, el Dr. Pietro Emanuele Garbelli es médico consultor especializado en medicina interna aguda, con un fuerte interés en el liderazgo clínico, la ecografía junto a la cama del paciente y la medicina integrativa. Como fundador de *Transformando el cuidado de la salud con propósito®*, pone al servicio del cambio sanitario sus años de experiencia y conocimientos, buscando transformar de manera consciente el futuro del sistema de salud.

Tras obtener su título en medicina en Milán, Italia, se especializó en medicina interna aguda en Florencia. Luego se trasladó a Londres, Reino Unido, donde profundizó y perfeccionó sus habilidades clínicas. Durante los años siguientes, trabajó en diversos hospitales y especialidades médicas dentro de un programa de formación, obteniendo además nuevas certificaciones médicas locales. Más adelante, se desempeñó como médico consultor en medicina aguda y líder clínico en atención ambulatoria de urgencias, hasta asumir con éxito el cargo de director clínico del área de medicina aguda.

Además de asistir a congresos y realizar cursos de liderazgo médico adaptados a su etapa profesional, emprendió un camino de desarrollo personal que abarcó múltiples disciplinas, instituciones y mentores, construyendo una formación integral más allá de lo académico.

Pietro creció en un pequeño pueblo del norte de Italia a finales de los años 70. Desde niño le costó encajar en un entorno cargado de prejuicios. Aunque su familia cercana le ofrecía un espacio seguro, lleno de cariño y estímulo intelectual, al comenzar a socializar con otros niños en el jardín de infancia y en el vecindario, se enfrentó al acoso escolar y a constantes insultos homofóbicos.

No entendía por qué algunos chicos lo llamaban con palabras como "afeminado", "marica", "desviado" u otras similares. A esa edad ni siquiera conocía el significado de esos términos, ni por qué eran usados como armas emocionales contra él. Su madre, Mariagrazia, fue la única que le brindó orientación para enfrentar un mundo que ya lo juzgaba duramente, mucho antes de que siquiera supiera lo que era el deseo o la sexualidad. Aunque su madre le enseñaba a responder con inteligencia ante los ataques, ser blanco constante de burlas minó su autoestima y su confianza. Con frecuencia se sentía enfermo y se rehusaba a ir al jardín de infancia.

Por si fuera poco, el acoso continuó en la escuela primaria, a pesar de los esfuerzos de su maestra por pedirles a los demás que aceptaran su "lado femenino". Aunque ella tenía buenas intenciones, ese gesto solo lo hizo sentir más expuesto y herido, al punto de que dejó de hablar con alguien sobre lo que estaba viviendo. El acoso se prolongó durante la secundaria, la preparatoria y también en los campamentos de verano organizados por la parroquia. Las agresiones verbales se intensificaron. Como resultado, tuvo muy pocos amigos varones y se sintió marginado, apoyándose sobre todo en sus amigas para sentirse aceptado y valioso.

Durante toda su infancia y adolescencia, su bienestar emocional y mental se vio afectado por los juicios, los prejuicios y la carga de las ideas religiosas sobre la sexualidad. Sentía que la mayoría de las personas a su alrededor lo consideraban un "pervertido" indigno de afecto o respeto. La vergüenza y culpa que absorbía de esos juicios lo llevaron a aislarse. Comenzó a ocultar todo aquello que pudiera ser visto como "femenino" tanto para los demás como para sí mismo. Canalizó toda su energía en los estudios y encontró en el piano y el canto una vía de escape para liberar la presión acumulada por tantas emociones e intenciones hostiles.

A los dieciséis años, sufrió un colapso pulmonar que lo llevó a ser hospitalizado. Fue en ese momento cuando nació su vocación por la medicina. Decidió que, ayudando a los demás, tal vez lograría ser aceptado por la sociedad y redimirse mediante conductas "ejemplares". Sin embargo, la manera en que los cirujanos lo trataron durante su internación le hizo sentir que lo deshumanizaban. Todas esas experiencias lo impulsaron aún más a convertirse en médico, con el deseo de hacer una diferencia real y promover los cambios que tanto se necesitan en el ámbito de la salud.

Habiendo pasado toda su juventud en un pueblo donde no se sentía aceptado, querido ni valorado por ser quien era, Pietro sintió una fuerte atracción por las ciudades cosmopolitas y por personas inteligentes y de mente abierta. Por eso, recibió con entusiasmo la oportunidad de estudiar en la universidad en Milán.

Para ese entonces, ya tenía claro que intentar reprimir una parte esencial de sí mismo no solo era inútil, sino dañino. "Rezar para dejar de ser gay" o vivir en la negación solo alimentaban sentimientos de inutilidad, soledad y desesperanza. En aquel entonces, no existían modelos positivos sobre la homosexualidad. Creció en plena crisis del SIDA, y las pocas representaciones de personas gay en los medios eran personajes ridiculizados en películas y programas de televisión, o individuos que morían solos, rechazados por sus propias familias. Aun así, su lógica, su intuición y un fuerte instinto de supervivencia lo guiaron: ya no podía seguir creyendo que no había otra opción. Empezó a buscar a otras personas que estuvieran atravesando lo mismo.

En algún momento, estando en la Piazza del Duomo, en Milán, reunió el valor para acercarse a un quiosco y comprar una revista que le permitiera entender lo que sentía, aprender sobre lo que significaba ser gay desde una perspectiva sin culpa, sin prejuicios y con mayor apertura. Descubrió que existía una biblioteca especializada en libros LGBT, asociaciones, una comunidad progresista, bares gay, y más. Empezó entonces a saciar una sed acumulada por diecinueve años de sufrimiento, aislamiento y vergüenza. Su preocupación por el bienestar de otras personas homosexuales lo llevó a involucrarse en el activismo contra la homofobia y el acoso.

Se graduó con honores (Summa cum Laude) en Medicina y Cirugía por la Universidad de Milán, presentando una tesis sobre la variabilidad del ritmo cardíaco.

Al observar de cerca cómo el nepotismo, la sumisión y la corrupción afectaban negativamente las carreras médicas y el funcionamiento del sistema de salud, decidió tomar caminos menos cómodos antes que involucrarse en prácticas que no compartía. Al no encontrar oportunidades para continuar su formación especializada cerca de casa, se mudó a Florencia para realizar su especialidad. Se formó en medicina interna aguda en la Universidad de Florencia, donde presentó una tesis de maestría sobre la embolia pulmonar.

Al percibir que en su país no existían oportunidades profesionales justas y con el deseo de no terminar tan frustrado como muchos colegas que conoció durante sus años de estudio, comenzó a explorar otros caminos. Tras un proceso de búsqueda y reflexión, tomó la decisión de mudarse a Londres, Reino Unido, para continuar su carrera en medicina aguda.

Comenzó a familiarizarse con el nuevo entorno laboral gracias a un contrato honorario como médico clínico e investigador, mientras se unía a la Sociedad de Medicina Aguda y continuaba con sus estudios. Más adelante, obtuvo la membresía colegiada del Real Colegio de Médicos del Reino Unido.

Una formación académica sólida, con una base "a la antigua", sumada a su ambición y a una actitud compasiva hacia sus pacientes y colegas, fueron el combustible que impulsó su trayectoria profesional.

Ingresó al programa de formación en medicina aguda, una oportunidad que le permitió adquirir una amplia experiencia en distintos hospitales y especialidades clínicas. Completó el examen de certificación especializada en medicina aguda y fue ascendiendo profesionalmente, desde médico residente hasta convertirse en consultor y director clínico.

Su historia personal de superación frente al prejuicio cultural y religioso forjó en él una mente inquieta, siempre dispuesta a cuestionar lo establecido y sin intención de someterse. Vencer sus batallas emocionales lo llevó a buscar caminos de aprendizaje, crecimiento y solución a las causas del dolor y del sufrimiento humano.

Combinando su franqueza italiana con una calidez cercana y un sentido del humor contagioso, el Dr. Pietro une además una atención minuciosa al detalle, una búsqueda constante de calidad y un fuerte deseo de ayudar y resolver problemas. Por eso no dudó en sumarse o liderar grupos de trabajo e iniciativas enfocadas en la seguridad del paciente, la mejora de la calidad y el desarrollo de servicios médicos. Su amplia experiencia en distintos entornos le permite detectar y cuestionar aspectos que otros, por costumbre o exceso de familiaridad, tienden a pasar por alto.

Gracias a los grandes mentores y maestros que lo guiaron en el pasado, su vocación por acompañar y formar a las nuevas generaciones de médicos se transformó en una parte esencial de su camino. Esto lo llevó a crear e impartir programas de formación en ecografía clínica al lado de la cama del paciente.

Siempre abierto al aprendizaje, sigue ampliando sus habilidades dentro del campo médico tradicional a través de cursos, congresos y actualizaciones constantes en la literatura científica. Su inquietud por encontrar soluciones a los desafíos de salud, tanto propios como de sus pacientes, lo ha llevado a explorar también otras disciplinas.

Ha experimentado los beneficios de métodos complementarios e integrativos como la osteopatía, el ayurveda, la acupuntura, la fitoterapia o la terapia biodinámica, entre otros. Su interés por la nutrición, la promoción de la salud y el envejecimiento saludable lo motivó a asistir a diversos congresos de medicina integrativa y a capacitarse en medicina funcional, lo que además le permitió visitar hospitales y centros de salud de distintos países.

Su camino espiritual incluye haberse acreditado como sanador BAHA en la School of Intuition and Healing, además de formarse en Neo-Tantra, yoga y meditación. También se ha involucrado en procesos de desarrollo personal como los entrenamientos de Landmark Education.

Participó en el programa avanzado de gestión en innovación en salud del European Institute of Innovation and Technology – Health KIC, impartido por el Imperial College London, IESE Business School y Copenhagen Business School. Allí pudo conectarse con otros innovadores comprometidos con transformar el sistema de salud. Aprovechó esta oportunidad para conocer cómo funcionan los sistemas de salud de otros países, visitar hospitales innovadores, empresas de tecnología médica y start-ups, y establecer vínculos con personas con una visión similar.

En los últimos seis años, ha emprendido un camino profundo de reflexión, aprendizaje y transformación personal junto al experto en comportamiento humano, cognición e inteligencia emocional Tony J. Selimi. Este proceso le ha permitido alinear su propósito, expandir su potencial humano y poner toda su experiencia al servicio de empoderar a otros médicos en el marco de su proyecto *Transformando el cuidado de la salud con propósito®*.

Además de su labor clínica como médico de agudos, su rol como supervisor de médicos en formación y su liderazgo como director clínico, fundó *Transformando el cuidado de la salud con propósito®* con el objetivo de ayudar a médicos y profesionales de la salud a crear soluciones sostenibles para entornos laborales más saludables y eficaces.

Su misión se expresa a través de libros, artículos, charlas, entrevistas, asesorías, capacitaciones y alianzas con líderes mundiales, actores del sistema sanitario y responsables de políticas públicas.

Cree firmemente que la salud no tiene precio, y por lo tanto, el cuidado de la salud siempre merece ser una inversión. Está convencido de que todos merecen amor y la posibilidad de expresar plenamente su potencial humano. El Dr. Pietro entiende que los médicos y todo el personal de salud se benefician enormemente al trabajar en un ambiente que los apoye y les permita brindar atención de calidad de manera sostenida. Le apasiona idear soluciones innovadoras que resuelvan las frustraciones que enfrentan pacientes y profesionales por igual. Tiene una confianza inquebrantable en que los médicos, los proveedores de salud y los responsables del sistema pueden construir relaciones basadas en objetivos claros y compartidos. Confía plenamente en el poder de *Transformando el cuidado de la salud con propósito®* para reavivar el entusiasmo y el amor por la vocación médica.

Cree que, si logramos transformar las creencias que generan

prejuicios, falta de diálogo y escasez de recursos, será posible destinar fondos para investigar científicamente los beneficios de las terapias complementarias e integrarlas a la medicina moderna. Esto permitiría un cambio real: dejar atrás un modelo que solo trata síntomas o interfiere en los mecanismos de la enfermedad, para adoptar un enfoque innovador que vaya al origen de los problemas de salud.

Sus artículos de investigación han sido publicados en revistas como *The American Journal of Medicine, Circulation* y *BMJ Quality Improvement Reports.* Ha sido conferencista en eventos como el Congreso Mediterráneo de Medicina de Emergencias y la Conferencia sobre Paquetes de Cuidados (*Care Bundles Conference*). Además, los logros de la Unidad de Atención de Urgencias Ambulatorias que ayudó a desarrollar fueron destacados en el boletín informativo de la *Ambulatory Emergency Care Network.*

Su compromiso con el activismo LGBTQ+ incluyó charlas sobre acoso escolar y homofobia en escuelas secundarias en Italia, la realización de talleres en festivales de Neo-Tantra y el trabajo conjunto con entidades responsables de los servicios de salud sexual.

La vasta experiencia del Dr. Pietro le permite tener una comprensión más profunda de los desafíos que enfrenta la medicina, tanto como profesión como en su estructura de industria. Su visión y misión están enfocadas en ser una guía para otros médicos, fomentando el trabajo en conjunto con quienes toman decisiones para transformar de forma consciente el sistema de salud. Busca construir entornos donde se pueda prosperar y brindar atención de alta calidad. Su presencia deja una huella: hace que sus colegas se sientan escuchados, empoderados e inspirados para formar parte de una profesión que merece ser valorada.

AGRADECIMIENTOS

"Ningún hombre es una isla" es una frase de un célebre poema de John Donne que nos recuerda cuán interdependientes somos y cómo todos nos necesitamos unos a otros.

Enumerar a cada persona que ha influido en mí —y, por ende, en la escritura y contenido de este libro— sería una tarea titánica y, con honestidad, imposible. Cada interacción con otro ser humano me ha enseñado algo sobre quién soy, cuál es mi propósito y por qué hago lo que hago. Cuanto más aprendí a mirarme hacia adentro, más pude rastrear el origen de mis pensamientos, creencias, ideas y de los valores auténticos que guardo con profundo aprecio. Al reconocer hechos de mi pasado, hoy soy capaz de compartir aprendizajes transformadores que buscan hacer sentir valorados y reconocidos a colegas médicos y a todos los que participan en el cuidado de la salud. Incluso aquellas experiencias que en su momento viví como negativas o dolorosas, aportaron a lo que soy hoy y seguirán moldeándome por el resto de mi vida.

Muchos de los temas e ideas plasmados en este libro surgieron tras largas horas de sufrimiento, lucha, enfrentamientos, quejas, desesperanza y enojo que me sacudieron desde lo más profundo. Es mi forma de convertir aquello que me quebró en una actitud de gratitud. Mirando en retrospectiva, fue al atravesar esos momentos difíciles cuando nació la inspiración para escribir y crear soluciones útiles para otros.

Mi más sincero y profundo agradecimiento es para todos los maestros, alumnos, profesores, supervisores, supervisados, mentores, aprendices, colegas, compañeros de trabajo, empleadores, contratistas, amigos, conocidos, familiares, parientes, compañeros de escuela, parejas, amores, detractores, médicos, pacientes y cada persona que, a través del apoyo o el desafío, me ofreció una oportunidad de aprendizaje y crecimiento. ¡Gracias infinitas!

Dicho esto, un agradecimiento especial va para mis amados padres, Egidio y Mariagrazia, quienes no solo me dieron la vida, sino que me apoyaron y retaron con amor y firmeza a lo largo de todo mi camino. ¡Gracias desde lo más profundo de mi corazón por todo! También agradezco con cariño a mi querida hermana Daniela y a su familia por su amor, generosidad y apoyo incondicional.

A todos mis maestros de escuela, gracias por su paciencia al educarme. Fui afortunado al contar con excelentes profesores universitarios; gracias por compartir su saber conmigo. A mis mentores, tutores, supervisores y colegas, gracias por enseñarme a ser médico. A los educadores, expositores, organizadores y participantes de los múltiples cursos, congresos y talleres a los que asistí a lo largo de los años: gracias por impulsar mi desarrollo constante. A los empleadores, gerentes, compañeros de trabajo y colegas de cada institución en la que he colaborado: gracias por confiar en mí, desafiarme y apoyarme.

Un agradecimiento muy especial para Tony J. Selimi, sin cuya presencia este libro no habría sido posible. Gracias por creer incansablemente en mí, por retarme con amor cuando mis miedos o dudas se imponían, por acompañarme en los momentos duros, por invitarme a soñar más alto y ampliar mis horizontes. Ver este libro tomar forma como resultado de todo ese esfuerzo me llena el alma de gratitud y amor.

Mi más hondo agradecimiento es también para ti, lector, y para mis queridos amigos que se ofrecieron a ser los primeros en leer este libro con el corazón abierto, compartiendo sus impresiones y escribiendo testimonios e introducciones. Sus palabras, su aprecio y su generosidad me llenaron de alegría y me confirmaron que esta obra, y mi visión de transformar conscientemente el mundo de la salud, pueden de verdad marcar una diferencia.

Y por último, un agradecimiento especial a mi alma, por resistir el dolor y guiarme con sabiduría e intuición en esta misión, visión y propósito que siguen evolucionando a lo largo de mi vida.

PRODUCTOS PARA EL DESARROLLO PROFESIONAL

EL FUTURO DEL MÉDICO

En *El Futuro del Médico*, el Dr. Garbelli aborda los desafíos transformadores que plantea el vertiginoso cambio del panorama sanitario, impulsado por la inteligencia artificial, la robótica y la redefinición del rol del profesional médico.

Ante la creciente presión por adaptarse a los avances tecnológicos y a las nuevas expectativas de los pacientes, muchos profesionales de la salud se enfrentan a un futuro incierto.

Por suerte, el *Healthcare Convergence Framework*™ creado por el autor ofrece claridad, estrategias prácticas y valiosas reflexiones para que médicos y responsables del sistema sanitario no solo sobrevivan, sino que prosperen en esta nueva era donde la IA y la robótica son elementos clave.

Con más de veinte años de experiencia en medicina interna aguda y consultoría en salud, el autor explora cómo los médicos pueden adaptarse a este entorno dominado por la tecnología sin perder de vista su propósito esencial: brindar atención de calidad centrada en el paciente.

A través de experiencias personales, estudios de caso y un análisis profundo, el Dr. Garbelli traza una hoja de ruta clara para que los médicos naveguen las complejidades del sistema actual y asuman roles de liderazgo en un entorno cada vez más automatizado y tecnológicamente avanzado.

Ya seas un líder de opinión médica, un responsable de políticas públicas o un profesional de la salud en ejercicio, este libro te ofrece las herramientas necesarias para enfrentar con seguridad los retos del mañana.

"Una guía visionaria que sitúa a los médicos y a los responsables de la salud en el corazón de la medicina impulsada por la IA y la robótica."
—Tony J. Selimi, Autor multipremiado, Conferencista, Estratega de Vida y Experto en Comportamiento Humano

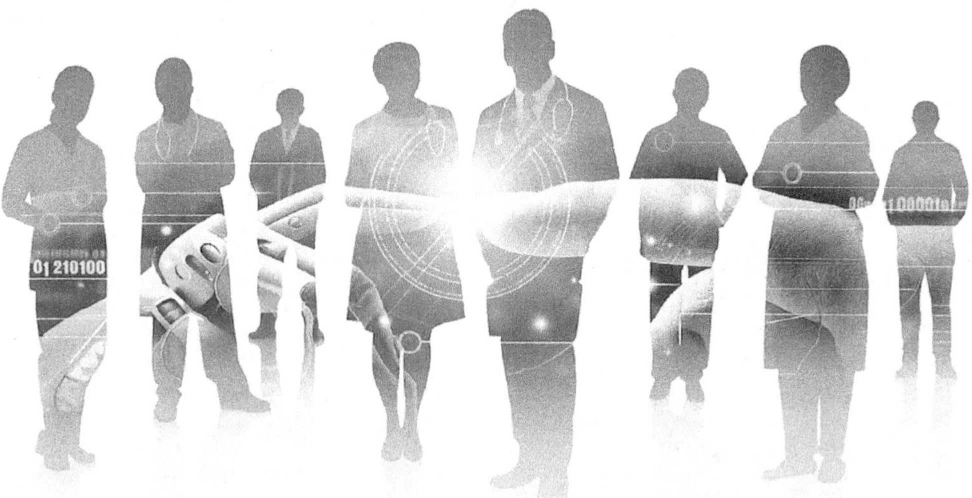

EL FUTURO DEL MÉDICO

UN PLAN PARA PREPARAR TU CARRERA PROFESIONAL

y para líderes del sector salud que guían la evolución de la medicina con IA y robótica

Transformando el Cuidado de la Salud con Propósito®

DR. PIETRO EMANUELE GARBELLI

Autor Internacional #1 en Ventas, Multipremiado y Consultor de Salud de Amplia Trayectoria

EVALUACIÓN "HEALTHCARE CONVERGENCE FRAMEWORK™"

Tener una visión clara —o no tenerla— sobre el uso de inteligencia artificial y robótica en salud puede marcar la diferencia entre blindar el futuro de tu organización o quedar vulnerable frente a las disrupciones. Para una integración exitosa, es esencial que los equipos de liderazgo logren claridad, alineación y preparación para ejecutar. Esta evaluación te ayudará a detectar brechas, optimizar procesos y mantener a tu organización de salud a la vanguardia, lista para liderar el futuro de la medicina.

¿CÓMO SE UTILIZARÁN LOS DATOS?

Tus respuestas formarán parte de un informe innovador que brindará a tu organización una visión integral sobre su nivel de preparación en IA y robótica. Al completar esta evaluación, podrás identificar áreas clave de mejora y tomar decisiones más inteligentes y estratégicas para adoptar sistemas inteligentes que te ayuden a transformar la atención médica del futuro.

¿QUÉ GANAS AL PARTICIPAR?

Como agradecimiento por tu tiempo, recibirás un informe completo basado en el *Healthcare Convergence Framework*™, con el cual podrás:

- Obtener claridad estratégica sobre la preparación de tu organización en IA y robótica,

- Detectar riesgos ocultos, brechas y oportunidades desaprovechadas,
- Fomentar un liderazgo médico informado por datos,
- Impulsar conversaciones reflexivas y basadas en valores en el directorio,
- Adoptar una gestión de crisis proactiva con acciones enfocadas,
- Acelerar la alineación y fomentar la innovación convergente,
- Posicionarte a la vanguardia en la prestación de servicios médicos impulsados por IA y robótica.

Además, el informe diagnóstico te permitirá detectar puntos ciegos internos, fortalecer la confianza en los equipos y abordar desde hoy los desafíos del sistema de salud del mañana.

Accede a la Evaluación del *Healthcare Convergence Framework*™ en:

https://scorecard.drgarbelli.com

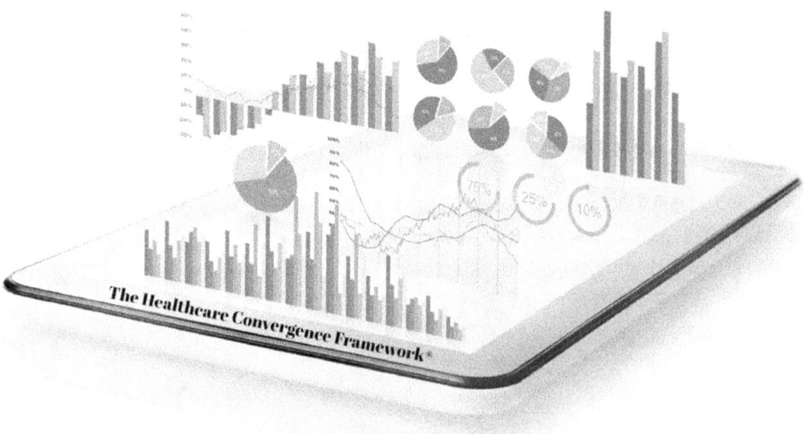

www.ingramcontent.com/pod-product-compliance
Lightning Source LLC
LaVergne TN
LVHW021225061026
849535LV00008B/2928
* 9 7 8 1 0 6 8 1 6 2 7 1 8 *